健康中国2030
——家庭养生保健丛书——

五脏养生防与治

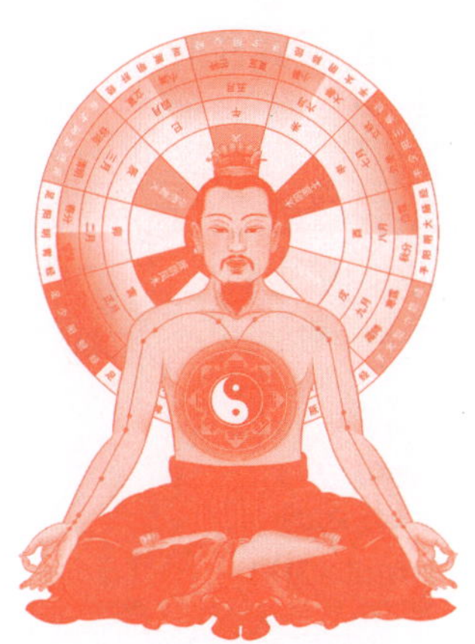

张 琨/编著

中国人口出版社
China Population Publishing House
全国百佳出版单位

图书在版编目（CIP）数据

五脏养生防与治 / 张琨编著. -- 北京：中国人口出版社, 2018.6
（健康中国2030系列丛书）
ISBN 978-7-5101-5191-0

Ⅰ. ①五… Ⅱ. ①张… Ⅲ. ①五脏－养生(中医)－基本知识 Ⅳ. ①R212

中国版本图书馆CIP数据核字（2017）第167485号

五脏养生防与治

张琨 编著

出版发行	中国人口出版社
印　　刷	天津文林印务有限公司
开　　本	710毫米×1000毫米　1/16
印　　张	11
字　　数	145千
版　　次	2018年6月第1版
印　　次	2018年6月第1次印刷
书　　号	ISBN 978-7-5101-5191-0
定　　价	34.80元

社　　长	邱 立
网　　址	www.rkcbs.net
电子信箱	rkcbs@126.com
总编室电话	（010）83519392
发行部电话	（010）83534662
传　　真	（010）83538190
地　　址	北京市西城区广安门南街80号中加大厦
邮　　编	100054

从古至今，养生都是人类关注的话题。养生，就是要保持身体健康，生命长久。但由于现代生活和工作的压力，许多人的饮食起居紊乱，健康资本透支，带来的往往是全身病痛，未老先衰，甚至英年早逝。

实际上，我国中医学的宝典——《黄帝内经》早已告诉我们养生秘方，即“气血盈，则百病不生”，人体健康最重要的就是气血。因此，养生的关键是养气血，气血调，则病不生。而五脏，即肝、心、脾、肺和肾，是精、气、神的生成者和蕴藏者，是负责气血生成、储藏和运行的主器官。换句话说，五脏是身体正常活动、生命长久的主要支柱。从此种意义上说，五脏是身体和生命的主动力，养生必须养好五脏。

根据中医经典理论，五脏的养生应按照五行相生相克的原理，进行“清调补”综合养生。所谓清，即清毒，也就是清除体内产生的垃圾和毒素，保持体内经络运行的通畅；所谓调，即和调，就是要在清毒之后，对身体进行调理，使五脏之间、体内的“正气”与体外的“邪气”保持和谐统一；而补，就是养正，主要通过食疗等方式，保证五脏器官的营

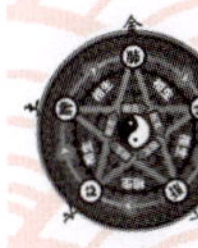

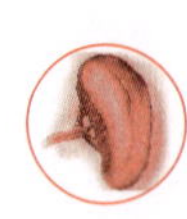 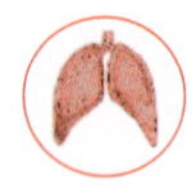 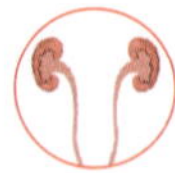

养需要和功能健全。

综上所述，本书介绍了五脏，即心脏、肺脏、肝脏、脾脏、肾脏的基本常识，尤其是其对应的功能；进而根据中医理论，明确指出了由哪些部位可以看出各个脏器官在哪些方面出现了问题，以及从哪些方面可以发现我们的五脏健康是否出现问题，有利于对症施治，避免乱医乱治；最重要的是，本书特别提供了排除毒素的方法、养好五脏的食疗方法及穴位按摩方法，并专门列出了五脏养生需要注意的日常生活细节等，为大家养好五脏、健康长寿提供科学建议。

本书荟萃了《黄帝内经》中的养生精华，把深奥精妙的文字理论转化为浅显易懂的生活实践，并配合大量的图片作为示例，生动活泼，贴近现实。通过阅读本书，读者不仅可以了解五脏养生所需要的排毒、食疗、经络按摩等知识，对平日补中益气、滋养五脏大有裨益，还可以对中国传统中医理论和知识有所了解。

限于作者水平，书中难免有纰漏之处，希望各位读者朋友多提宝贵意见，以使本书精益求精，更好地服务于大众。

目录

第一章 健康养生从五脏说起

第二章 心脏养生法

第三章
肺脏养生法

第四章
肝脏养生法

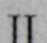

第五章
脾脏养生法

第六章
肾脏养生法

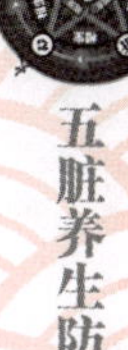

第一章

健康养生从五脏说起

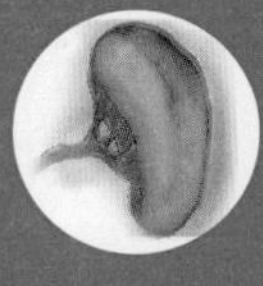
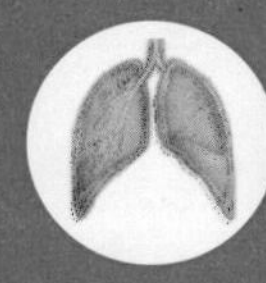
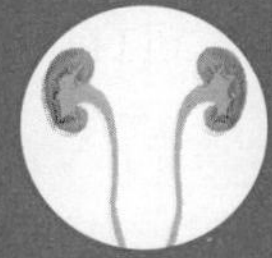

- 五脏是健康之本
- 五脏发出的危险信号
- 中医五脏养生观
- 现代生活对五脏健康的影响
- 五脏与五行

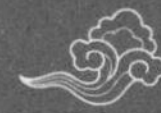

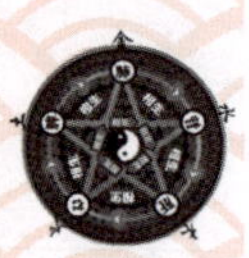

五脏是健康之本

中医认为，生命应与天地四季相宜。中医养生，要按照时序调整生命状态，“春夏养阳，秋冬养阴”，既顺天应地，又保持自我。所谓“养”，就是调节、促进；所谓“阳”，就是阳气的升发过程；所谓“阴”，就是阳气的收藏过程。春夏之季，自然界的阳气升发，便于人体阳气升发；秋冬之时，自然界的阳气收藏，利于人体阳气收藏。

人若顺应自然而春夏阳气升发、秋冬阳气收藏，便能达到“天人合一”的境界。在升发和收藏过程中，每一个环节都由相应的脏腑来完成。其中以五脏为主，其他脏腑协助完成。

五脏包括肝、心、脾、肺和肾，它们既各司其职，又功能互补，是胸腹腔中内部组织充实的器官的统称，其主要功能是贮藏人体生命活动所需的精、气、神。

肝脏

肝主疏泄，能调节人的情志活动，喜条达，恶抑郁，恰应春季阳气升发、生机盎然之象；另外，肝又能藏血，有储藏血液、调节血量的作用，可以协助脾胃消化，肝的疏泄因而能够促进人体阳气升发。因此，春季养生，重在养肝，切不可郁闷生气。

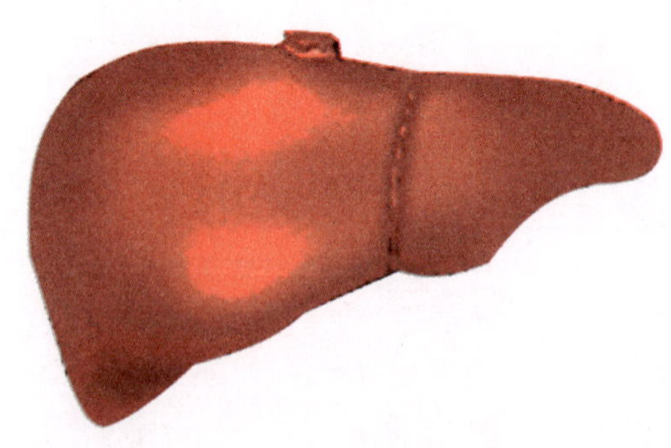

心脏

心主血脉，通过血脉将气血运送于周身；而血脉喜温恶寒，遇热则行，遇寒则凝，与夏季阳气盛长、江河满盈奔腾之象相应。夏季阳气旺盛，有助于鼓动心脏、畅通血脉，畅通的血脉又有助于人体阳气的盛长。因此，夏季养生，重在养心，注意不可受寒经冷。

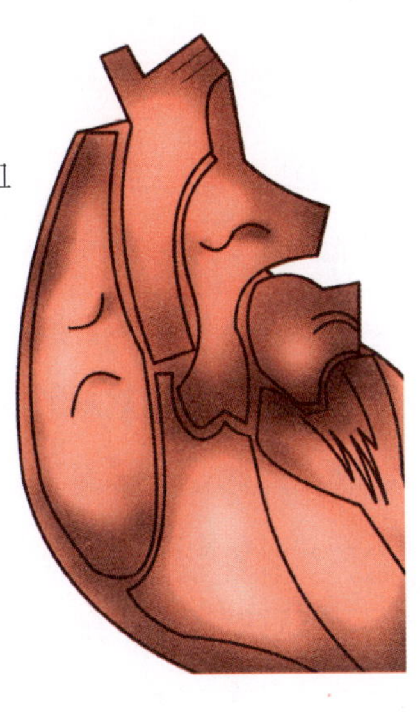

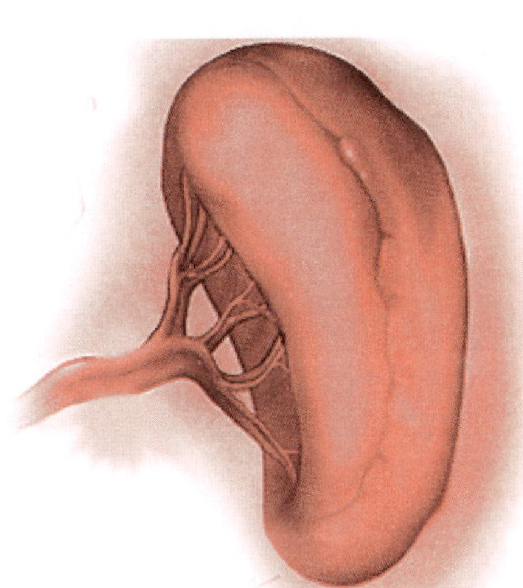

脾脏

脾主运化，促进食物的消化、吸收和营养物的输布，为气血生化之源，是人的后天之本。人体运行所需的物质营养基础，均来源于脾胃。中医认为“脾主四时”，因此脾胃养生，一年四季都要坚持不懈。

肺脏

肺主呼吸，是人体气体交换的场所，以肃降为顺。秋季气温下降，阳气潜藏，有利于肺的肃降，肺的肃降又能促进人体阳气的潜藏。因此，秋季养生，重在肺脏，切忌燥热、不通，避免妨碍肃降。

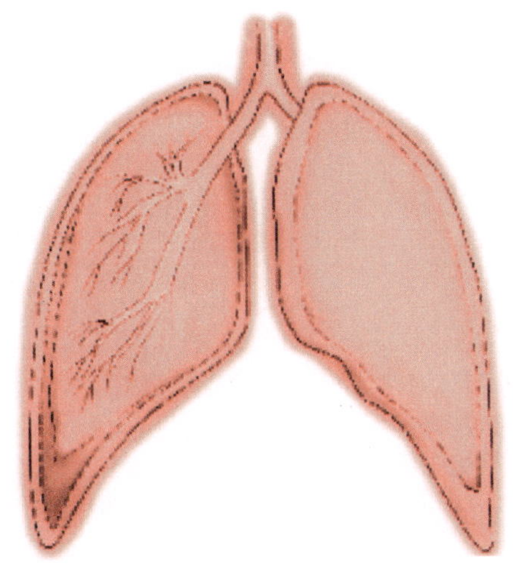

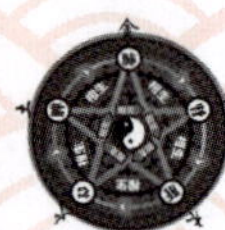

肾脏

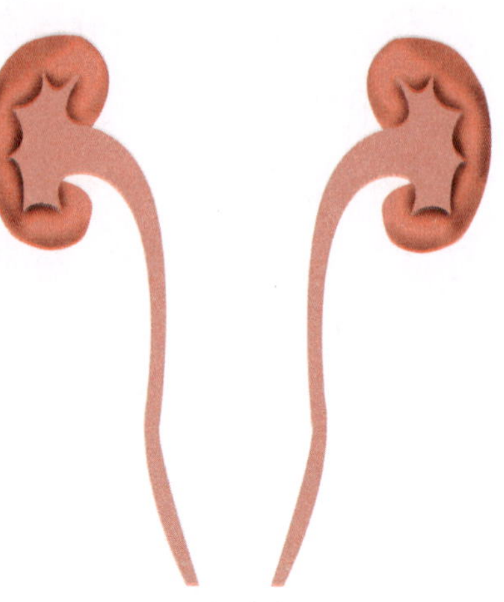

肾藏精，主封藏，与人体的生长发育和生殖能力密切相关，有先天之本之称。冬季寒冷，万物生机潜藏、阳气下沉，有利于肾脏封藏能量，肾脏的封藏能量又加强了人体阳气的沉降。因此，冬季养生，重在肾脏，不可躁动不安，以免影响能量封藏。

五脏就是这样由天地四季引领、协调，指挥着人体的经络、气血，与万物一起春夏生长、秋冬收藏，奏响不朽的生命乐章。

现代生活对五脏健康的影响

虽然当代科技高度发达，医疗水平大幅提高，感染、营养不良等疾病不断减少。但《黄帝内经》认为，人应顺应天道，不越位，用现代技术用语来说，就是待在自己应该待的位置，减少对食物链乃至生物圈的破坏。否则，旧的疾病走了，新的疾病将随之而来，如身心性疾病等，会对生命质量产生重大影响，使得个别人在晚年，总是挣扎于病痛中。

现代生活，对五脏健康影响最大的主要有以下几方面：

自然环境的改变

空气污染，使得人们难以呼吸到清新的空气。而肺是“娇脏”，最怕污染。这就使得肺的工作负担加重，加快器官老化。另外，空气污染会改变食物

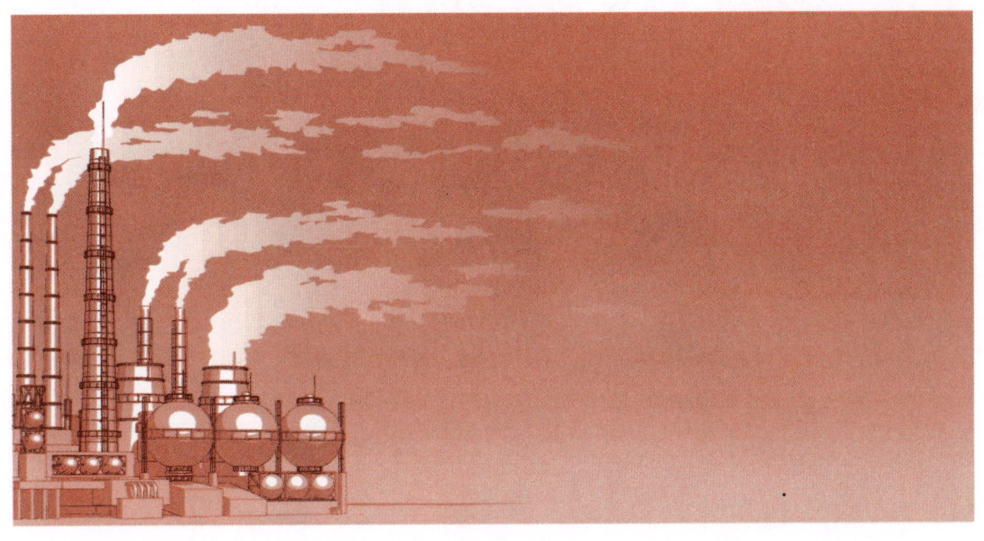

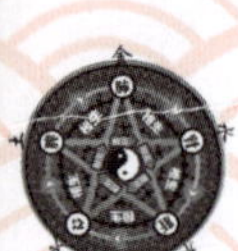

状况，影响脾胃的消化能力，使得人们得不到应有的营养。

夏季空调的使用，使得人们对温度的适应能力大大降低，进而影响人体气血的正常运转。夏季是阳气盛长，气得以泄的季节，而空调的使用，使得人体的毛孔关闭，气血趋里，从而导致空调病的发生。实际上，夏季很多疾病都与空调的使用有关，如颈椎病、痛经、腹泻等。

心理环境

七情失调，是影响五脏健康的最大社会因素。所谓七情，就是指喜、忧、惊、悲、思、怒、恐。这七种情感都是人们遇到外界刺激时的正常反应，而且适当、及时的感情宣泄能够保障五脏的健康。

七情失调，既包括把感情憋在心里，感而不发，也包括对感情的过度反应，大起大落。前者可能会引起消化性溃疡、恶性肿瘤等疾病，后者可能会对五脏功能产生严重影响，《黄帝内经》称其为“九气为病”。

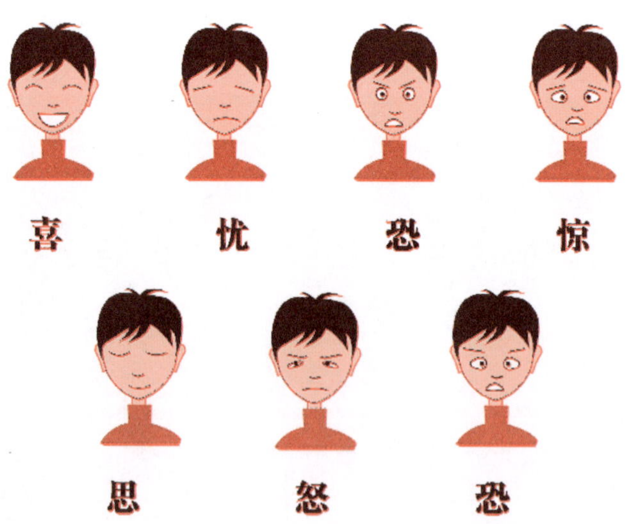

生活方式

饮食不合理，尤其是食欲亢进，对五脏健康严重不利。现在人们的生活条件好了，餐桌上，果蔬蛋肉应有尽有，主食也以细粮为主。这就使得人们体内营养过剩，易引发肥胖、高血压、脂肪肝、代谢综合征等疾病，这些疾病又俗称为“富贵病”。

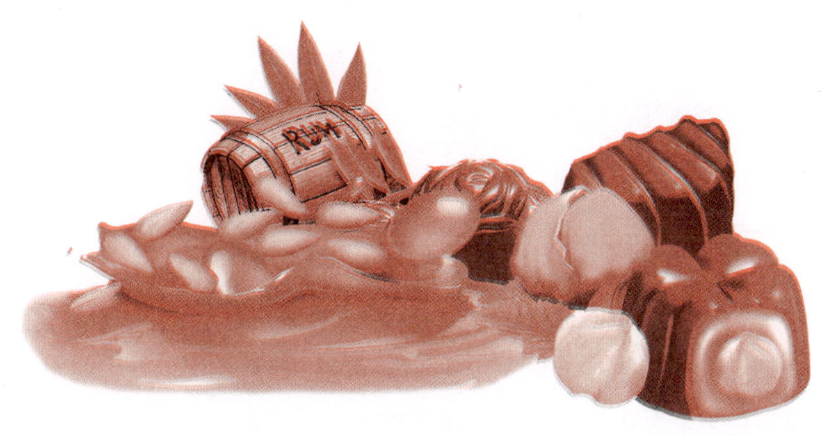

作息混乱，生活不规律，也严重影响五脏的运转。现在的人们，尤其在城市，“日出而作，日落而息”早已过时，在外忙碌了一整天之后，夜生活占用睡眠时间，成了休闲的主角。熬夜晚睡使得一天中的阳气不能按时收藏，肝胆升发无力，心神难以相交。长此以往，人们患代谢综合征的概率就大大提高，还会影响内分泌系统，造成不孕不育等问题。

运动量急剧下降，会使人的心情沉闷，加速人体内多余能量的堆积。大自然是心情的调节剂，它能够使人的心态平和，心情舒畅，而心情舒畅是五脏健康的强大支柱，如果整天工于心计、勾心斗角，往往会使人郁郁寡欢，七情失调。

这些影响五脏健康的因素，最大的危害不是来自于危害本身，而是来自于对这些危害因素的认识不足。健康，不是一个独立的个体，小到人体内各个系统，大到自然环境，都与其息息相关。

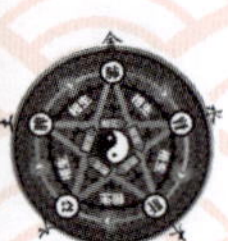

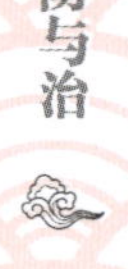

五脏发出的危险信号

健康状况究竟怎样，你的身体其实会说话。五窍乃是五脏之官，五脏是否健康，都能在五窍上有所体现。因此，除了利用现代仪器检测之外，我们还可以从五窍的状态获知五脏的健康状况。

目——肝脏问题的体现者

肝对应的“窍”为“目”。《素问·脉要精微论篇》说过：“夫精明者，所以视万物、别白黑、审短长。”《灵枢·脉度》也说：“肝气通于目，肝和则目能辨五色矣。”可见，肝的经脉上联于目，视力的好否，有赖于肝气的疏泄和肝血的营养。由于肝与目有非同寻常的密切关系，因而肝的功能是否正常，往往可以从目反映出来。

《灵枢·大惑论》说：“五脏六腑之精气，皆上注于目而为之精。精之窠为眼，骨之精为瞳子，筋之精为黑眼，血之精为络，其窠气之精为白眼，肌肉之精为约束，裹撷筋骨血气之精而与脉并为系，上属于脑，后出于项中。”可

《灵枢·脉度》说：“肝气通于目，肝和则目能辨五色矣。”

①	目斜上视，是由于肝风内动。
②	两目干涩或夜盲，是由于肝的阴血不足。
③	目赤痒痛，是由于肝经风热。
④	头目眩晕，是由于肝阳上亢。

见，眼睛不仅与肝脏有联系，与其他脏腑都有内在联系。我们可以通过观察人的眼睛来判断整体及各部位的健康状况，从而诊断或预测疾病的发生和发展，并为之提供治疗和预防的依据。

《灵枢·大惑论》说："五脏六腑之精气，皆上注于目而为之精。"

①	眼睛部位呈现出片状青紫斑，像淤血凝集成一模糊小片，多属于气滞血淤证(虫积除外)，多提示患者有该部位的胀痛症状；如在肝区、胆区见此证，多提示肝气郁结症状；若见于女性，还可提示有乳房疾病。
②	血管末端出现了黑色淤点，同时伴随出现了雾斑，则多属血淤证，提示肝硬化等症。
③	白睛上有巩膜肝征现象出现，可能患有肝炎；白睛变黄可能是因为肝病而出现了黄疸。
④	迎风流泪，拭之即有，无热感，可能属于肝肾不足，风邪引动泪液而出；冷泪长流，常为气血亏虚，或肝肾两亏，约束无力；白睛青蓝，呈隆起状，高低不平者，则表明肺肝热毒，或湿热蕴蒸，毒热蒸逼，困于白睛。
⑤	黑眼球周围出现黄而混浊不清的颜色，看东西模糊发黄，是肝肾的阴精亏损的表现。
⑥	两眉间苍白，肺脏有疾，更暗示有肺脏功能减退或亢进的病变问题，或者是肺部外的呼吸器官有功能减退或亢进的病变问题。

舌——心脏问题的体现者

《灵枢·脉度》说："心气通于舌，心和则舌能知五味矣。"这就是说，

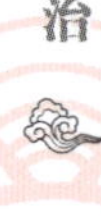

心开窍于舌，如果心的功能正常，则舌体红润、灵活，味觉灵敏，说话流畅清晰。若心血不足，则舌质淡白；心火上炎则舌红生疮；若心血淤阻，则舌质暗紫或有淤斑；心主神志的功能异常，则舌卷或失语等。

舌为人体疾患诊断的“灵根”，人体的很多病变都可以从舌质、舌苔的变化上得以诊断和研判。舌分舌尖、舌中、舌根、舌边四部分，中医舌诊中又把舌体划分为上、中、下三焦，其尖部为上焦，中部为中焦，根部为下焦。其脏腑分属，因心肺居上，故舌尖反映心和肺的状况。

《灵枢·脉度》说：“心气通于舌，心和则舌能知五味矣。”

①	舌苔中间有一小块空白处，舌苔已剥脱，即出现我们经常所说的“穿心舌”，说明体内营养缺乏。
②	舌色淡白，表明阴阳两虚，气血不足，不能充盈舌体，长久失其濡养而成。
③	舌鲜红或绛而瘦瘪者，或为阴虚火旺，或为热盛灼阴，无论新病久病，凡见瘦瘪之舌兼枯萎无津者，说明预后不良。
④	舌生芒刺，表明邪热亢盛，此为热毒内伏；舌尖芒刺，基本可以确定是心火亢盛。
⑤	舌体短缩，难以伸出口外，甚至难以抵齿，说明患者除了患有肝性脑病、乙肝深昏迷等症外，最为常见的就是表明患者处于急性心肌梗死的休克期。
⑥	舌头敛缩似荔枝干，无津液，预示疾病十分严重。

口——脾脏问题的体现者

脾开窍于口，而口腔是消化道的最上端，这说明饮食口味与脾运化功能有密切关系。换句话说，口味正常与否，全赖于脾胃的运化功能是否正常。若脾失健运，则可出现口淡无味、口甜、口腻、口苦等口味异常的感觉，从而影响食欲。脾胃健运，则口味正常，且食欲有所增进。所以《灵枢·脉度》说："脾气通于口，脾和则口能知五谷矣。"

《素问·五脏生成篇》说："脾之合肉也，其荣在唇。"口唇一体，观察唇所分属各部位的色泽以及唇的形态变化，可以判断相应脏腑的生理、病理变化以预测疾病。这是因为，中医认为唇是一个翻转了

《素问·五脏生成篇》曰："脾之合肉也，其荣在唇。"

①	下唇深红，但红而晦暗无华，多属脾虚运化不强，症见食少神倦、四肢困乏等象。
②	唇色红如血染、两唇闭合缝处，隐见烟熏色，此为三焦热炽之象。
③	唇外侧红如血染，内侧反淡白无华，此为脾胃虚寒。
④	唇色发黄，多因饮食内伤，兼湿热郁于肝脾之故，症见精神倦怠、四肢困乏、头晕等。
⑤	口唇干燥焦裂，或裂开出血，主津液已伤，唇失滋润，见于外感燥热之邪或脾经有热。
⑥	口腔中唾液分泌量多，津津不止，频频唾吐，称为多唾，多因脾肾阳气不足，水液不化而上逆所致。

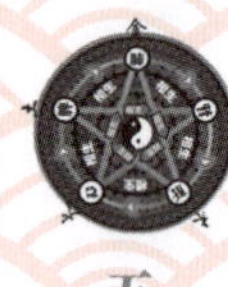

（由上翻下）的八卦图：将口微闭，自两口角画一横线，再自人中沟经上、下唇中央画一垂直于两口角的竖线。将口唇分成四等份，再画两条过直角中点的斜线，将口唇分成八等份，每份为一个八卦方位，每个脏或腑分配在一个方位上，然后根据每个方位上的形态、色泽等来判断生理、病理的变化。

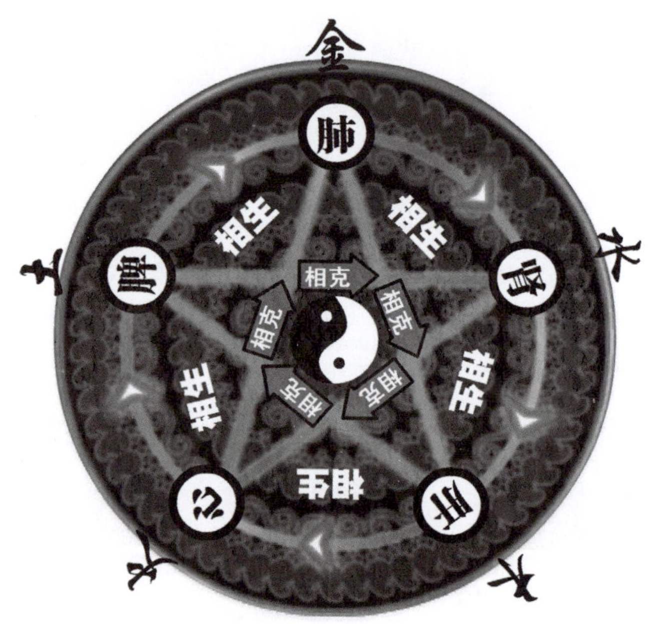

鼻——肺脏问题的体现者

《灵枢·脉度》说：“肺气通于鼻，肺和则鼻能知臭香矣。”可见，肺开窍于鼻，鼻与喉相通而结于肺，所以外邪袭肺，多从鼻喉而入，其症也多见鼻、喉的症候，如鼻塞、流涕、喷嚏、喉痒、音哑和失音等，故有“鼻为肺之窍”、“喉为肺之门户”的说法。从胃经的走向来看，其起于鼻，交于鼻根，所以鼻子的外形是归属于脾胃的，但鼻孔的主要功能是呼吸，而肺主气，所以鼻孔由肺主管。因此，明堂（鼻）及四周的色泽，可以反映肺脏的变化。

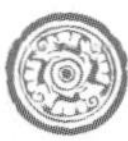《灵枢·脉度》说："肺气通于鼻，肺和则鼻能知臭香矣。"

①	鼻孔外缘红，说明肠内有病，多数肠内有寄生虫。
②	鼻头色赤，肺脾实热。
③	鼻头色赤，生出丘疹，久之皮肤变厚呈紫红色，表面隆起，高低不平，状如赘瘤，俗称"酒渣鼻"，为胃火熏蒸于肺，血壅肺络。
④	鼻部出现碎小疙瘩，形如黍屑，色赤肿痛，破后出现白色粉汁，为肺经血热壅滞。
⑤	鼻子高但肉薄，易患肺结核。
⑥	鼻头色白如枯骨，症状重且愈后不良，如果鼻色白而微润，则病情相对轻。
⑦	鼻窍肿胀、糜烂、结痂或干痒灼热，多属于风热客于肺经，久蕴成痟，以致痟热攻肺，上犯鼻窍所致。
⑧	鼻内肌膜肿胀，交替阻塞，时轻时重，反复发作，经久不愈，则多因肺脾气虚，寒湿之邪滞留鼻窍而成。
⑨	鼻内干燥灼热，肌膜萎缩，鼻窍宽大，名为鼻藁，乃脾肺气虚，津液不足。
⑩	鼻经常流涕者，多患有慢性鼻炎或鼻窦炎。
⑪	鼻翼呼吸翕动者，为呼吸困难，多见于小儿肺炎。

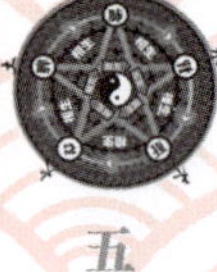

耳——肾脏问题的体现者

《素问·阴阳应象大论篇》里有“肾在窍为耳”之说，一个人的听觉灵敏与否，与肾中精气的盛衰有密切关系。只有肾精充足，听觉才够灵敏；反之，则可引起听力减退。

进一步来说，从耳朵的色泽变化也能反映出肾气的盛衰状况。

从耳朵温度的变化可以知道肾阴阳偏盛。

耳朵发凉畏寒，尤以耳根发凉，是肾阳虚。

耳朵发烫怕热，是肾阴虚火旺。

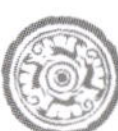

《素问·阴阳应象大论篇》里有“肾在窍为耳”之说

①	耳枯萎皱薄，为肾气竭绝，属危险的症状。
②	耳薄而耳郭色白，为肾败，见于垂危患者。
③	耳厚而白者，为气虚有痰。
④	耳郭青黑，多是肾水不足。
⑤	耳郭纯黑，为肾气将绝，也见于肾病实证。
⑥	耳郭浅黑，为肾病虚证。
⑦	耳轮干枯、焦黑，多为肾精亏极，可见于湿病后期、肾阴久耗及下消症(糖尿病)。
⑧	耳垂青色，为房事过多的表现。
⑨	耳朵色淡苍白、发凉或黑而质薄，多为肾上腺皮质激素低下之兆，常出现于肾阳虚患者。
⑩	耳朵肥红油光、发热，多为肾上腺皮质激素升高，可见于肾阴虚、虚火上炎患者。

五脏与五行

中国古人认为，五行是构成宇宙万物的五大基本要素。

《尚书·洪范》中有这样的记载："五行：一曰水、二曰火、三曰木、四曰金、五曰土。水曰润下，火曰炎上，木曰曲直，金曰从革，土曰稼穑；润下作咸，炎上作苦，曲直作酸，从革作辛，稼穑作甘。"这就是说，"五行"是不断组合、生灭、循环、演变的。这种过程构成了宇宙万物的本始，而这也是养生的本始。

五行之间有相生相克的关系

（1）相生：金生水、水生木、木生火、火生土、土生金。每一"生"都有"生我"和"我生"的相向关联。

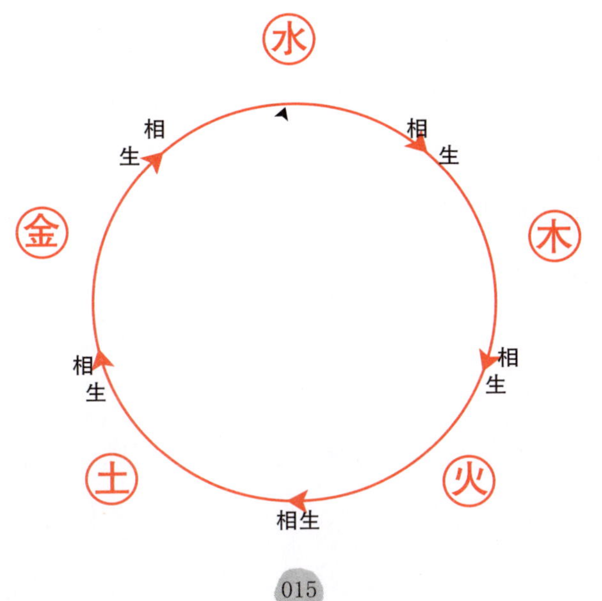

（2）相克：金克木、木克土、土克水、水克火、火克金。每一“克”都有“我克”和“克我”的相向关联。

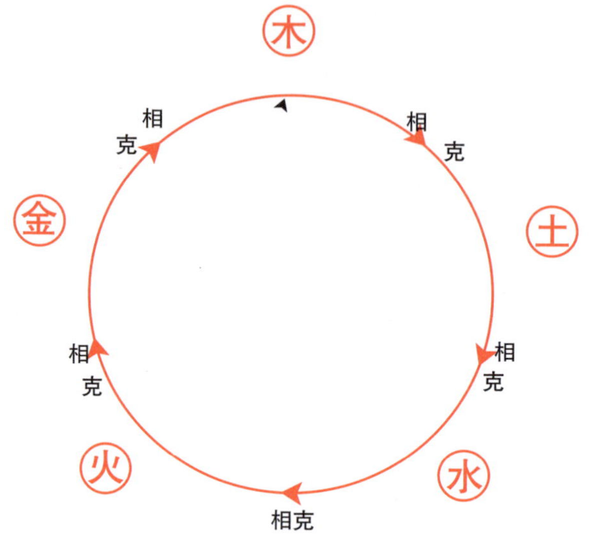

中医认为，五脏与五行一一对应，具有相应的特性和功能

（1）肝属木。木性可曲可直，条顺而畅达；肝喜条达而恶抑郁，并有疏泄之功能。

（2）心属火。火性温煦而炎上；心阳有温煦之功能，心火易于上炎。

（3）脾属土。土性敦厚，有生化万物的特性；脾有消化水谷，运输精微，营养五脏六腑、四肢百骸的功能，是气血升发之源。

（4）肺属金。金性清肃收敛；肺具有清宣肃降之功能。

（5）肾属水。水性润下，有下行、闭藏的特性；肾主水液代谢之蒸化排泄，并有藏精功能。

不仅如此，人体的五脏还与六腑、五窍、五津、四季、五气、五色、五味等存在一一对应的关系，构成和谐的自然整体。

五脏与六腑、五窍、五津等的一一对应关系，反映了人体自身以及人体与宇宙之间收受通应的关系，体现了人体自身系统以及人体与自然环境的和谐统一。我们养生保健，应该遵循五行规律，按照五行之间相生相克的关系，辨证有度。

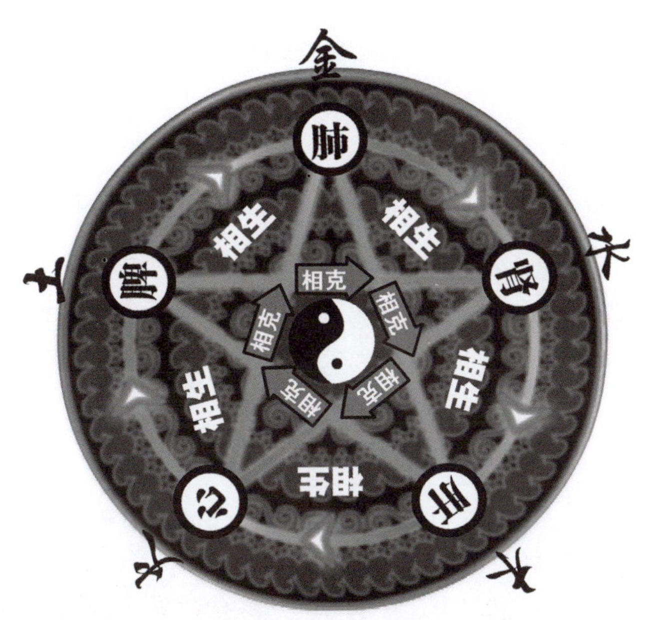

人体的五脏与六腑、五窍、五津、四季、五气、五色、五味的关系

五脏	肝	心	脾	肺	肾
六腑	胆	小肠	胃	大肠	膀胱和三焦
五窍	目	舌	口	鼻	耳
五津	泪	汗	涎	涕	唾
四季	春	夏	四季（尤其是农历六月）	秋	冬
五气	风	暑	湿	燥	寒
五色	青	红（赤）	黄	白	黑
五味	酸	苦	甘	辛	咸

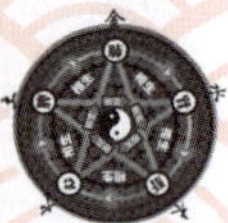

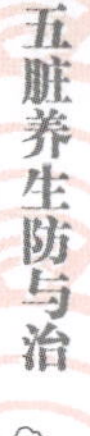

中医五脏养生观

中医养生分为三个层面，即“清毒、和调、养正”，简称“清调补”。《黄帝内经》中有这样的记载：“圣人不治已病，治未病；不治已乱，治未乱。”意思是说，有病干预，无病强身，达到将疾病扼杀于摇篮中，不病而治，不治而愈的目的，也是“清调补”五行养生观的价值所在。

清=清毒

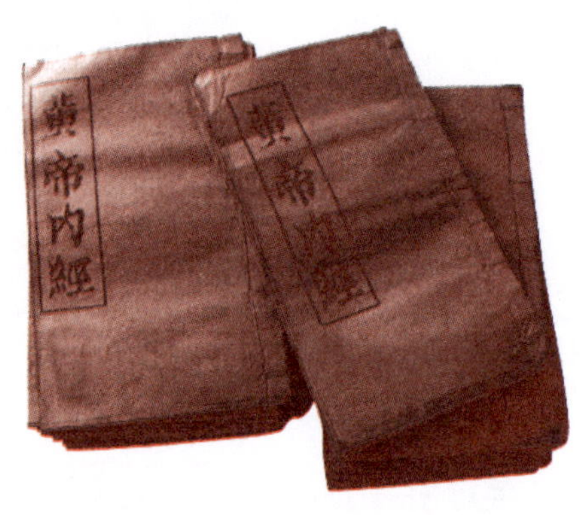

《黄帝内经》将风、寒、暑、湿、火、热、痰等归结为“邪毒”，这些“邪毒”聚集在人体内，阻塞经络正常运行，导致血管堵塞、体液变酸、细胞缺氧，并最终引起五脏功能紊乱，阴阳失调。疾病自然会找上门来。西医认为，人体内基础物质的新陈代谢，会产生大量废物，导致体内毒素的堆积，也会产生上述后果。除了体内的“毒”之外，体外也有“毒”，它们起推波助澜的作用，比如空气污染、化工污染、辐射污染等，以及精神压力、不良生活习惯等个人问题，都会加速体内毒素的堆积。

这时，我们就要注意“清毒”，及时排泄体内垃圾，疏通经络。说到排泄的通道和方式，大多数人会想到大小便、月经等，认为只要排泄通畅，体内毒素便会顺利排除。实际上，汗液、眼泪、鼻涕等也是人体排毒的重要渠道。也就是说，我们要注意全方位排毒，只有这样，才能让血液和经络快速、及时的疏通。例如人体的发热或发烧，会使生物能量由内而外释放，打开人体紧闭的毛孔，从而将风寒排出体外。中医所说的“解表”，即“解开体表”，排除毒素就是这个意思。

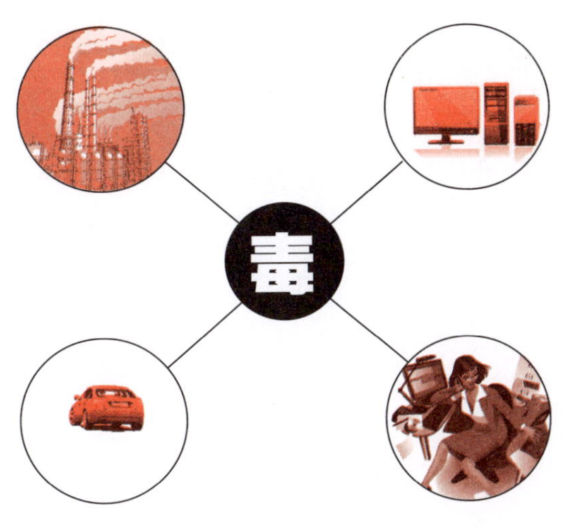

概而言之，“清”的目的是要将体内毒素排除，达到“通则不痛”的效果。

调=和调

疾病经过治疗，虽然排除了原有的毒素，但会产生新毒素的堆积，犹如消防队灭火之后，现场一片狼藉。这就是医疗的不良反应，如果医疗手段不合理，甚至会导致复发症和并发症。因此，“清毒”之后，一定要进行调节，即“和调”。

“医圣”张仲景在《伤寒杂病论》里曾经说过：“汗吐下和，温清消补”。意思是说，大多数疾病要想彻底治愈，需要多方法、多步骤地进行调节，最终达到人体内五脏六腑等功能上的和调，人体内的“正气”与外界“邪气”的和调等。

“和调”并不仅仅包括免疫系统的再生，还包括人体内五大系统的均衡、免疫力的增强以及体液环境的改善等。因此，“调”的目的是对五脏六腑等进行调节，达到“阴阳平衡，阴平阳秘”的效果。

补=养正

中医认为，女人的根本是“血”，男人的根本是“精”，而“血”与

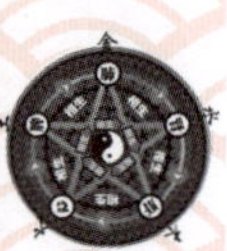

“精”的根本都是“气”。血的消耗导致血虚，精气不足导致肾虚，气的亏损导致气虚。这些虚证的形成原因是多种多样的，既有父母的先天之精不足，也有个人的后天物质补充不足，还有纵欲过度、起居劳顿、久病损耗等，不一而足。防止虚证发生，经常是躲得了初一，躲不过十五，防不胜防。这时，除了“清”与“调”之外，就要进行“补”。

所谓“补”，就是要补血、补精、补气等，使人体的先天精气与后天的水谷精微之气得到充分的结合与补充，唤醒人体固有的免疫系统，增强人体的防御能力，达到补虚养正、补益扶正的根本目的。

由此来看，“补”的原则是“虚则补之，损则益之”，最终目的是达到“养正”的效果。

总而言之，“清调补”是三位一体的系统工程，先要疏通经络，排除毒素，然后调和气血，修复脏腑，最后进补身体，恢复精气，濡养元气。这样的养生方式和方法，是中医养生的最高境界。

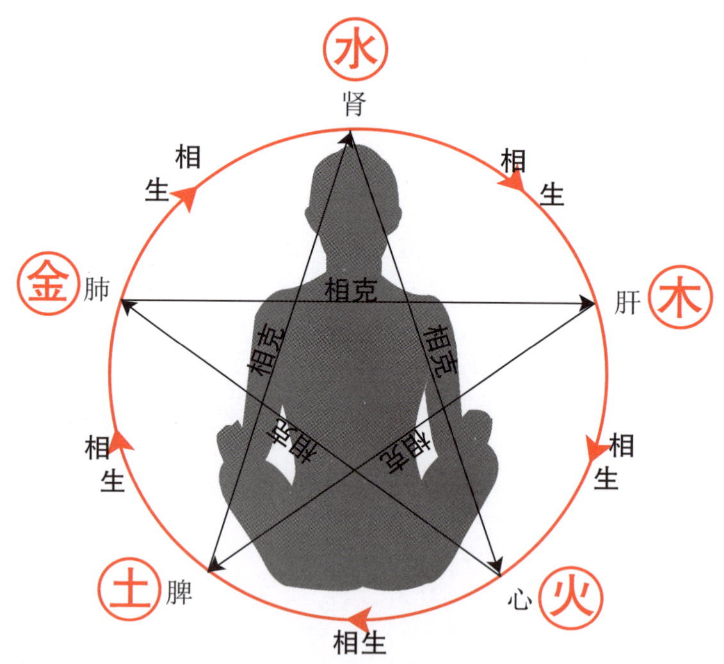

第二章

心脏养生法

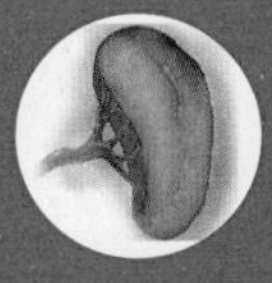
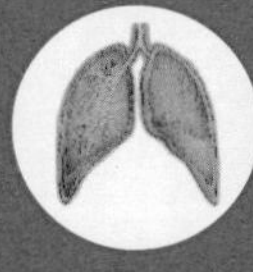
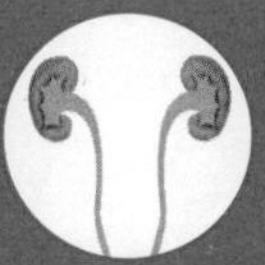

- 认识我们的心脏
- 心脏健康自我检测
- 排除毒素，养心护心
- 科学生活，调心养心
- 合理膳食，补心养心
- 按摩穴位，保心护心
- 常见心脏疾病及治疗方法

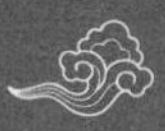

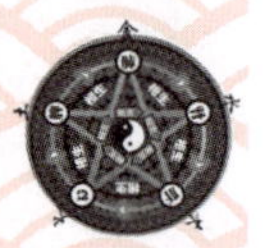

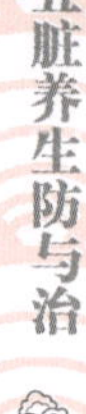

认识我们的心脏

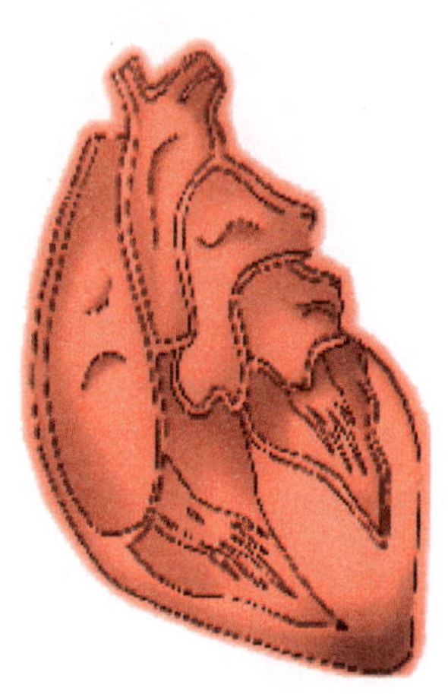

人的心脏如本人的拳头大小，外形像桃子，位于上焦胸腔，居肺下膈上、脊柱前、胸骨后，心尖在左乳下。内中有孔室，外有心包络保护，色红，尖圆。心五行属火，五方在南，通于夏气，与热、苦味、赤色有着内在的必然联系。心脏与小肠、脉、面、舌、心包络等构成整个“心系统”。心脏是君主之官，其功能主要有以下几方面：

心主血脉

“血”即血液，“脉”即脉管、血管、经脉，为血之府。心主血脉是指心系统推动血液在脉管中循行。它不仅能行血，还能生血。

如果你的心气充沛，血液充盈，脉道通利，那么你的脉象是和缓有力、节

心主血脉不仅能行血，还能生血

①	充沛的心气能够推动血液在脉管中循行，为五脏六腑、四肢百骸、筋肉皮毛提供营养物质。
②	食物经过肠胃的消化、脾脏的升清散精，上输心肺，肺部吐故纳新，贯注心脉，在心脉中赤化为血液。

律均匀的，面色光泽红润，玉面桃花。而如果你气血淤滞、心气不足、血液亏虚，那么你的脉象微弱无力、节律不均（有结、代、促、涩之感），面色灰暗无华，唇色青紫，若不加调理，便会引发种种心脑血管方面的问题。

心主神志

“神志”是人的情感、心智、思想等的主观活动，通俗地说，就是老百姓所说的“神、魂、魄”。其中，“神、魂”是人体的后天意识，而“魄”是人体与生俱来的先天意识，即人体的本我意识。因此，心脏必须规律地、不停地搏动，否则，整个人便会元神混乱，躁动不安，失眠健忘。

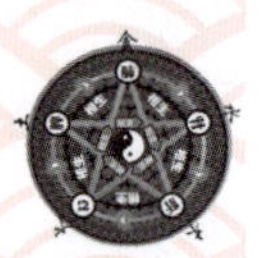

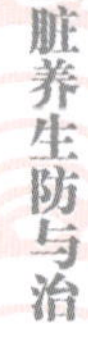

心脏健康自我检测

中医认为，心主血脉，心主神志。当心脏出现问题时，经常有以下表现：

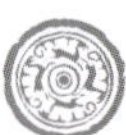

自我检测法

①	左手臂有酸、麻、痛的感觉（心脏与左手臂由相同的神经相连）。
②	前胸疼痛，严重的会蔓延到后背甚至肩胛。
③	呼吸不顺畅，胸口发闷，有时还会有刺痛的感觉。
④	颈部僵硬，活动不流畅，特别是早上起床时，经常扭到脖子。
⑤	头部发昏，面颊经常无缘无故泛红。
⑥	头部两侧的太阳穴经常疼痛难忍，即我们常说的“偏头疼”。
⑦	后脑发胀。
⑧	咽喉发炎，感觉总有东西哽在喉部。
⑨	胃酸胃胀（心脏问题影响消化功能）。
⑩	遇事容易紧张，轻易就能受到惊吓。
⑪	晚上不易入睡，即使入睡，也会噩梦连连。
⑫	经常出现口腔溃疡。
⑬	额头经常长青春痘。

排除毒素，养心护心

少做剧烈运动

中医认为，汗为心之液，在内为血，在外为汗。适量的运动有助于心脏毒素随汗液排出，但如果出汗过多，则会导致阴津损耗，影响毒素的正常排出。因此，夏季应少做剧烈运动，尤其是每天中午11：00～13：00，因为这一时间段是心脏排毒的最佳时间。

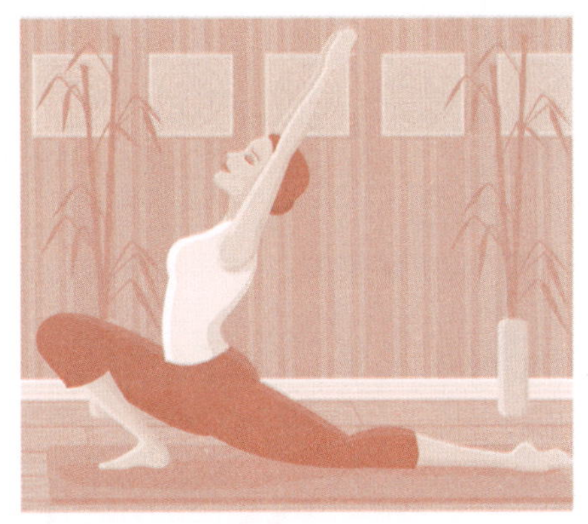

多吃苦味、红（赤）色食物

中医认为，心脏的阳气旺盛，应夏。夏季养生，重在养心。苦味入心经，红（赤）入心经。夏季养心，适当进食苦味或红（赤）色食物，如番茄、红薯、红枣、红豆、山楂、草莓、苦瓜、灵芝、苦丁茶、银杏茶等，可除内热，清血稠。

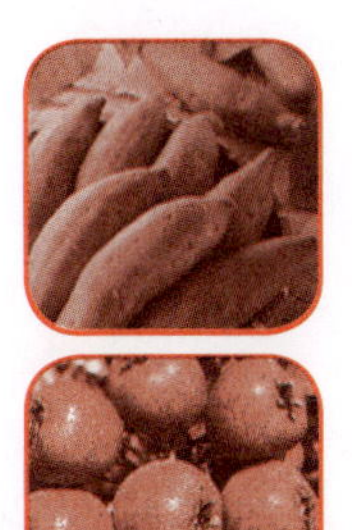
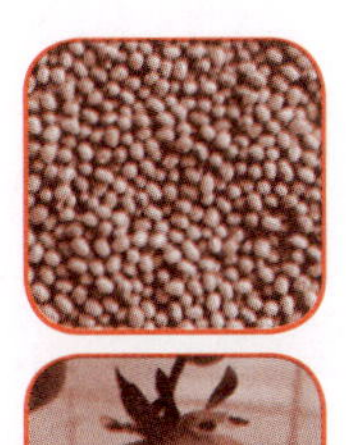
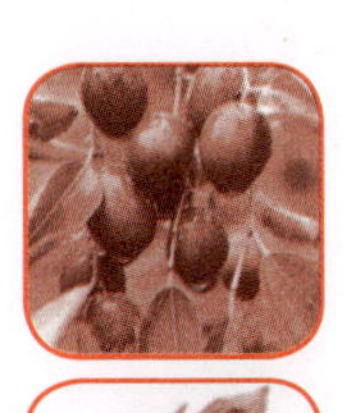
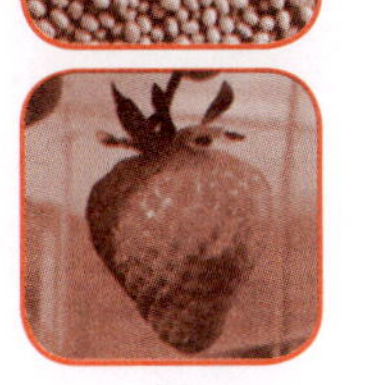
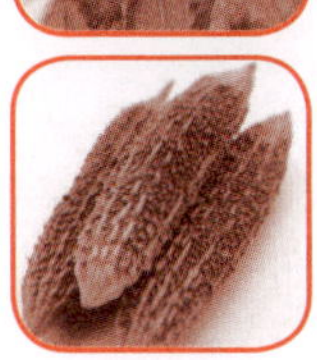

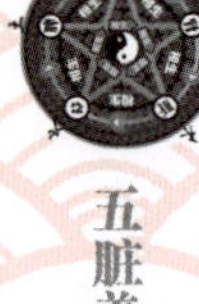

科学生活，调心养心

饮食

夏季饮食应以清淡利口为主，多喝汤水，避免贪凉饮冷。

若出汗较多，心烦失眠，尿黄赤，可以多吃苦瓜、黄瓜、冬瓜、西瓜、丝瓜、绿豆芽等；如果雨水多，暑气重，则应该以荷叶、扁豆、薏米、莲藕等煲汤。另外，绿豆汤、酸梅汤、莲藕汁等，都是夏季不错的清暑热、降心火饮品。

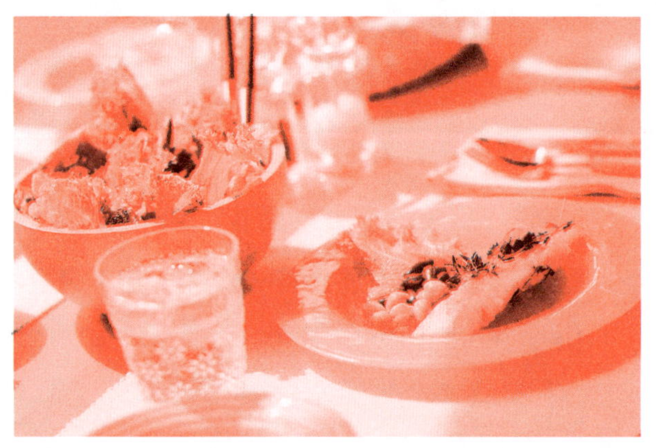

起居

夏季，要把家里打扫干净，使屋内显得整洁、清爽，有利于静心。可以适当晚睡，但要早起，而且要合理安排午休时间，以保证体力的充沛。适度地开空调，保证汗液的正常排出。

运动

夏季运动应以运动后少许出汗为宜，以免运动量过大、出汗过多而损伤心阴。如练太极拳，动静相兼，刚柔相济，开合适度，正气存于内而邪不可侵，与自然的阴阳消长相吻合，可谓夏季最佳的养心运动之一。

心态

要保持心情愉悦，避免大喜大悲。另外， 夏天属火，火气通于心，加之心为火脏，两火相逢，心神易受扰动而不安，因而要保持心态平和宁静，避免心跳过快，从而加重心脏的负担。

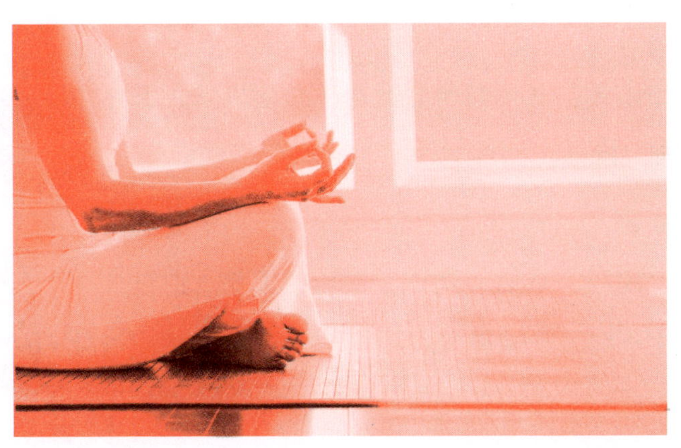

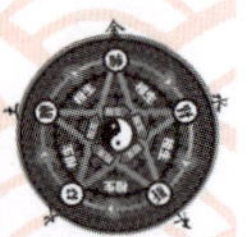
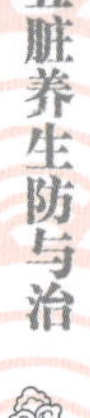

合理膳食，补心养心

中医认为，就养生而言，饮食宜多吃苦味蔬菜，如苦瓜，少食寒凉食物，如冰镇食物。可以适当喝凉茶，清火祛湿。

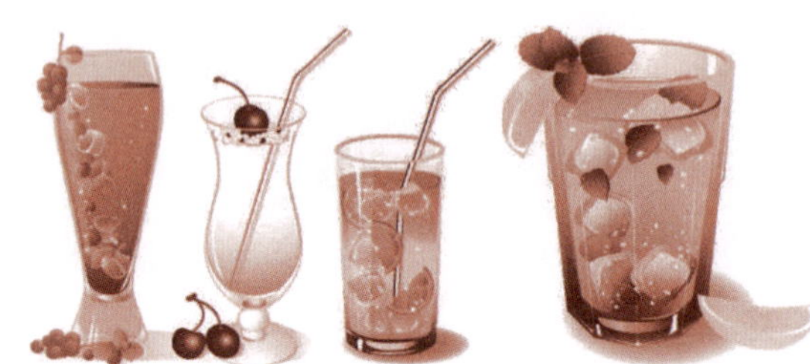

果蔬

西瓜：除烦止渴、清热解暑。适用于热盛伤津、暑热烦渴、小便不利、喉痹、口疮等症。

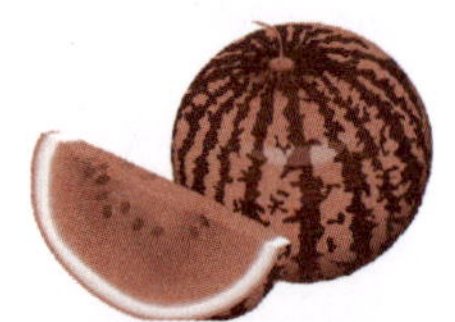

桃：生津、润肠、活血、消积。适用于烦渴、血淤、大便不畅，小便不利，胀满等症。

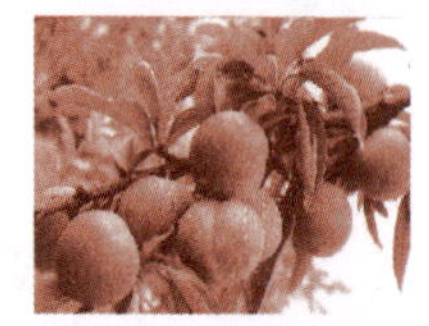

黄瓜：皮绿汁多、脆嫩鲜美，含水量约为97%，是生津解渴的佳品。鲜黄瓜有清热解毒的功效，对除湿、滑肠、镇痛也有明显效果，夏季便秘者宜多吃。

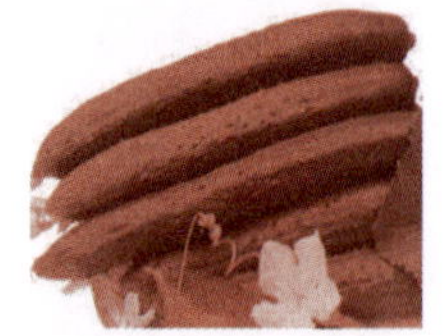

马齿苋：清热利湿，防腹泻，尤其对治疗湿热性的腹泻效果最好。

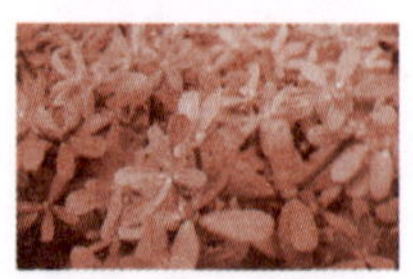

苦瓜：苦瓜味苦性寒，清热祛暑、利尿凉血、解劳清心，对中暑、暑热烦渴、少尿等病症均有较好的疗效。

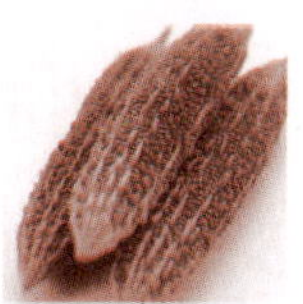

枸杞红枣炖乌鸡

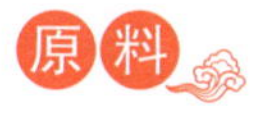

原料

枸杞、红枣、乌鸡、姜片。

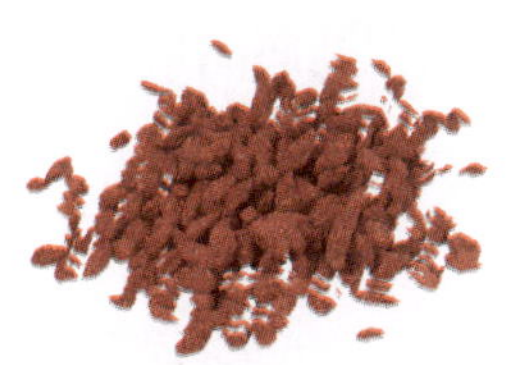
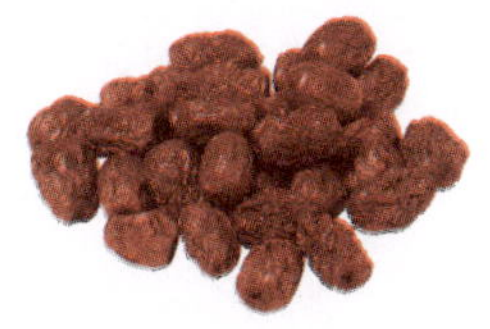
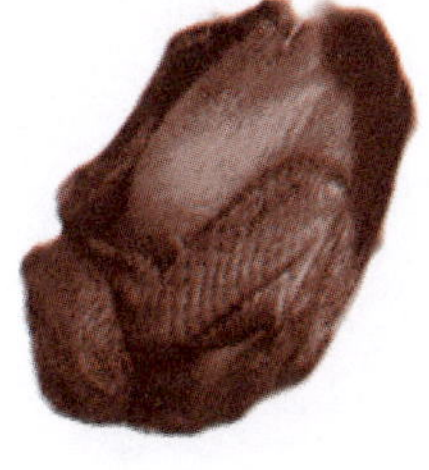
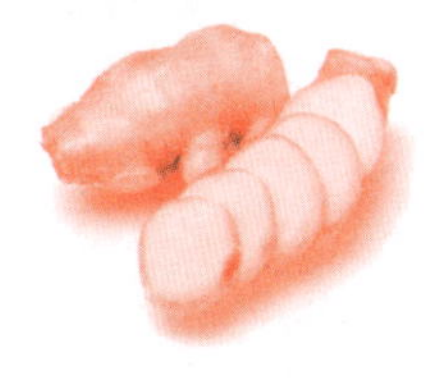

做法

将乌鸡洗净，去毛、去内脏，放入沸水中滚煮5分钟，捞起沥干水；枸杞用温水浸透，红枣和生姜用水洗净；瓦煲内加入清水烧开，然后放入以上材料，水开后，改用中火煲3小时即可。

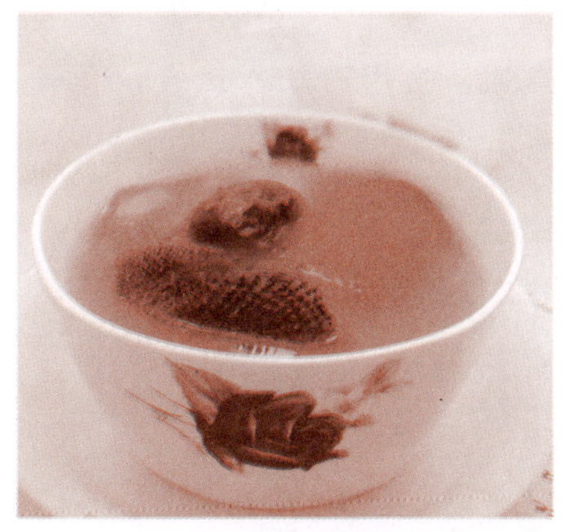

功用

不仅口感好，解油腻，还能很好地温中健胃，补肝益气。

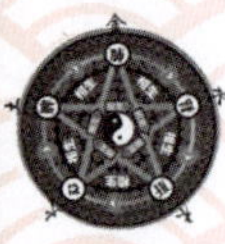

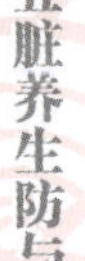

枣仁小米粥

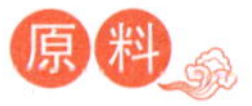

原料

枣仁、小米、蜂蜜。

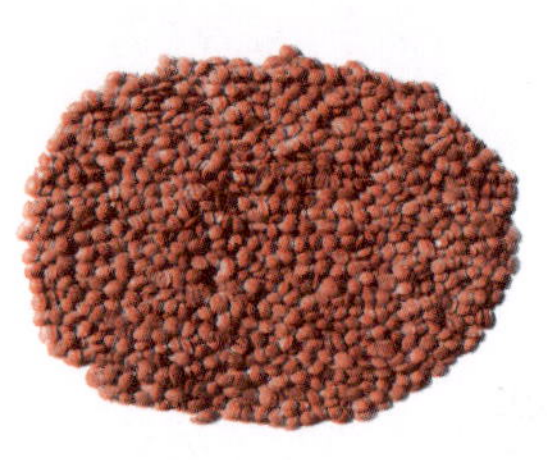

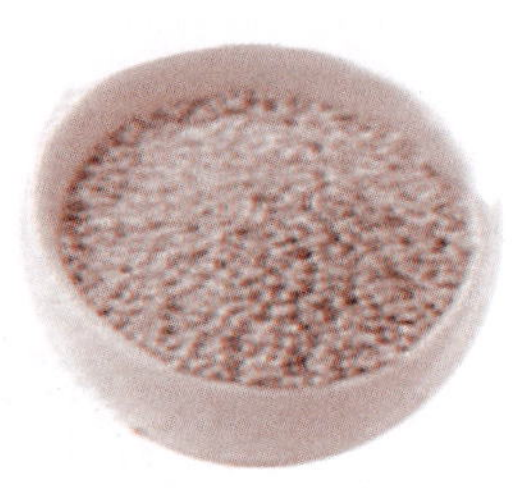

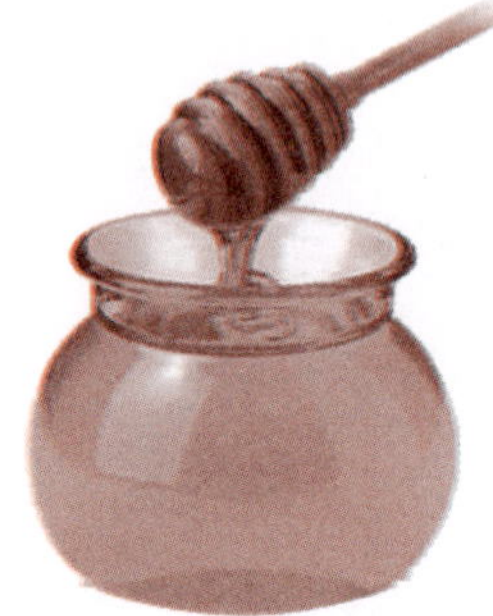

做法

枣仁洗净后加水煮沸，去渣；小米洗净后放入枣仁水中煮粥，食用时加入蜂蜜，晚餐食用。

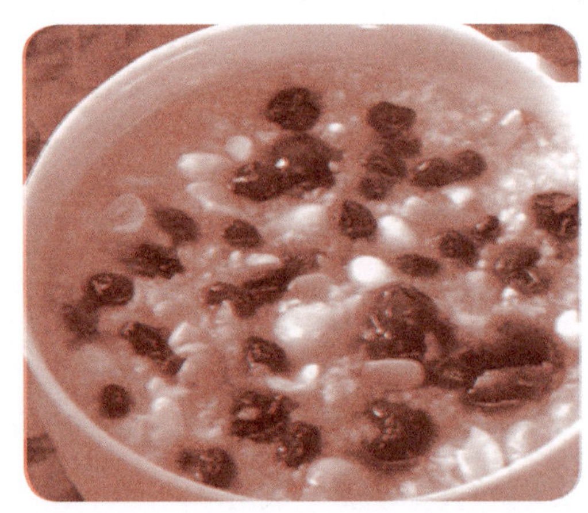

功用

健脾养心、补益气血，对于因思虑太多，劳逸失调而引起的失眠有突出效果。

牛蒡汤

原料

玉米、怀山药、牛蒡、蟹味菇、红枣、生姜。

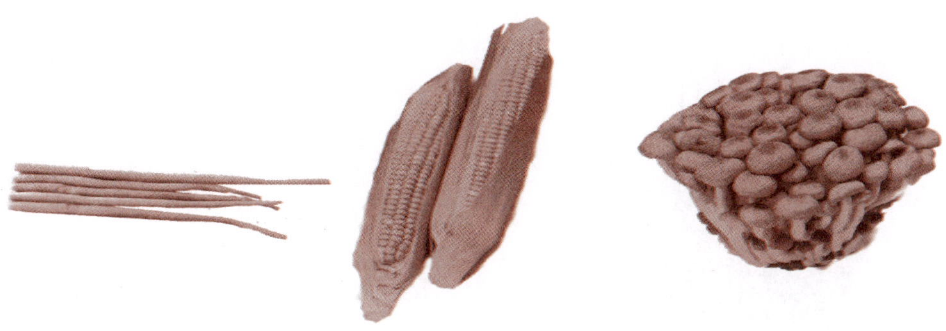

做法

将怀山药削皮、切块待用；牛蒡洗干净，去皮、切片待用；玉米洗干净，切块待用；蟹味菇去蒂；红枣洗干净待用；生姜洗干净，用刀略拍待用。先将野山药略微煸炒，再倒入瓦罐，放入牛蒡片、姜和水，大火烧开后，调中火熬3小时；接着，放入玉米块、蟹味菇、红枣熬1小时；最后，调味即可。

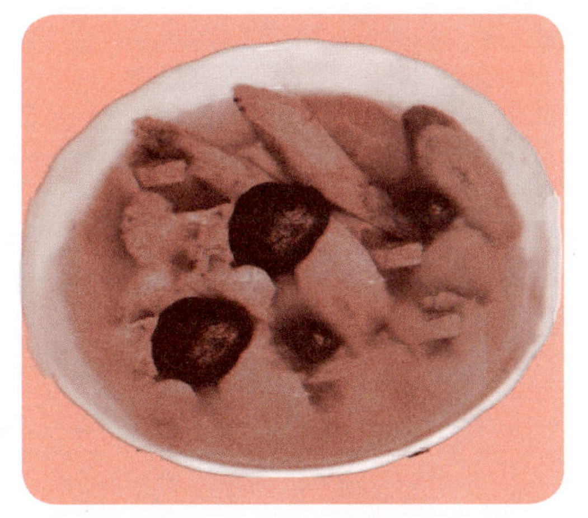

功用

滋补，调中开胃，利尿消肿，特别适合高血压患者食用。但肾功能不良、尿毒症患者，因钾离子代谢可能有问题，不宜多吃。

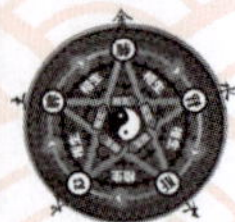

番茄粥

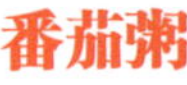

原料

番茄250～300克，小米100～150克，白糖、玫瑰汁适量。

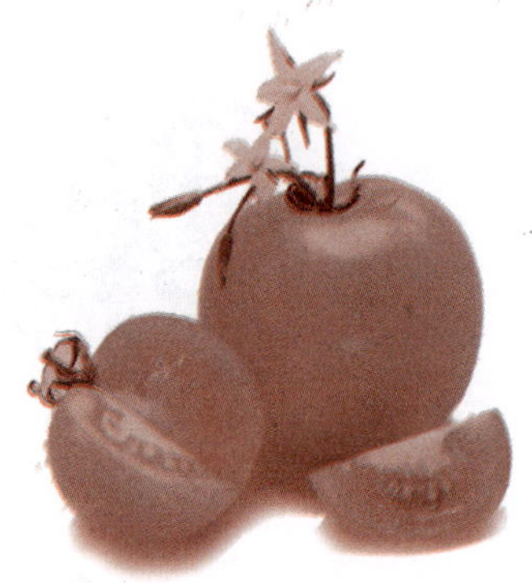

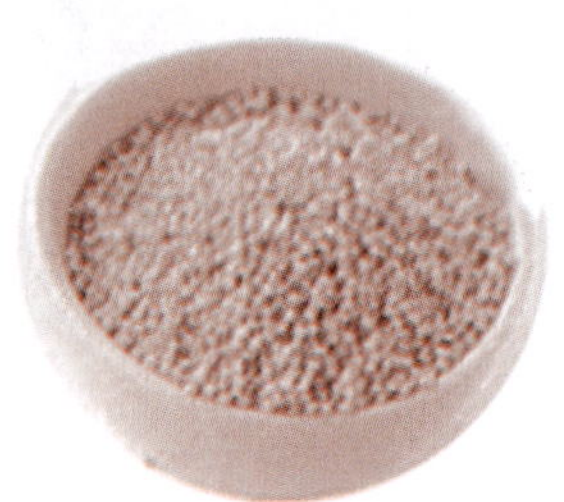

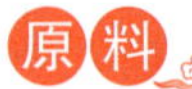

做法

将番茄烫后去外皮、去籽，并切成小块。将小米、番茄、白糖一同入锅，加适量水煮成粥，调入玫瑰汁即可。

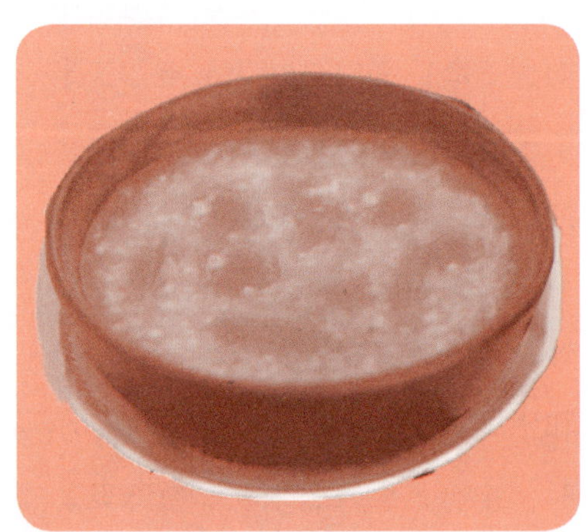

功用

清血热，解肝毒，生津止渴，健胃消食。

五味粥

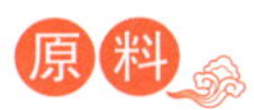

原料

大麦150克，酸枣仁10克，五味子10克，麦门冬10克，嫩莲子20克，龙眼肉20克。

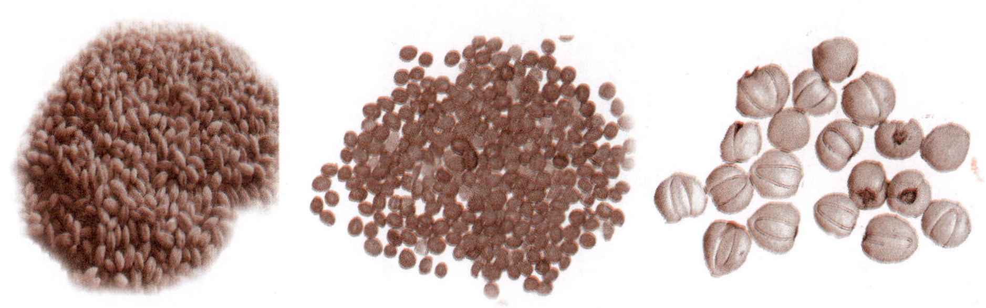

做法

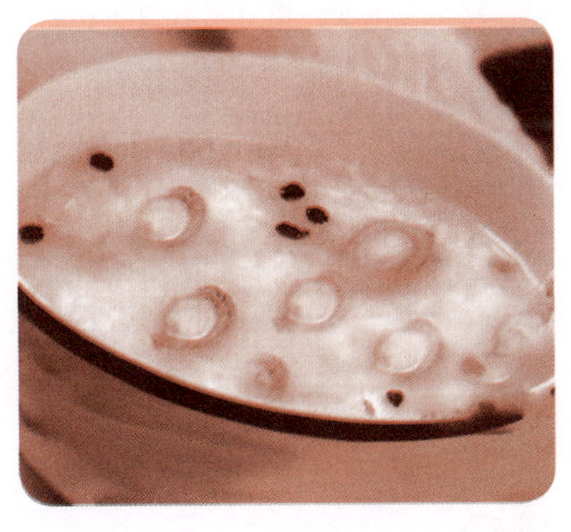

将酸枣仁、五味子捣碎，与麦门冬同煮，浓煎取汁。莲子去芯，入水中煮烂。大麦煮粥，将熟时，兑入药液，放入莲子、龙眼肉，稍煮，加糖调味。

功用

每日1剂，当作早、晚餐食用，可养心阴，宁心安神。

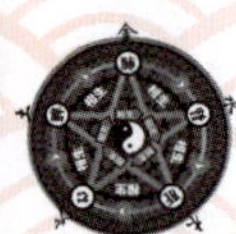

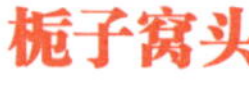

栀子窝头

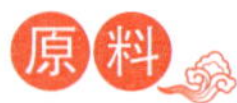

原料

细玉米面500克，黄豆粉150克，白糖200克，桂花酱5克，栀子粉25克。

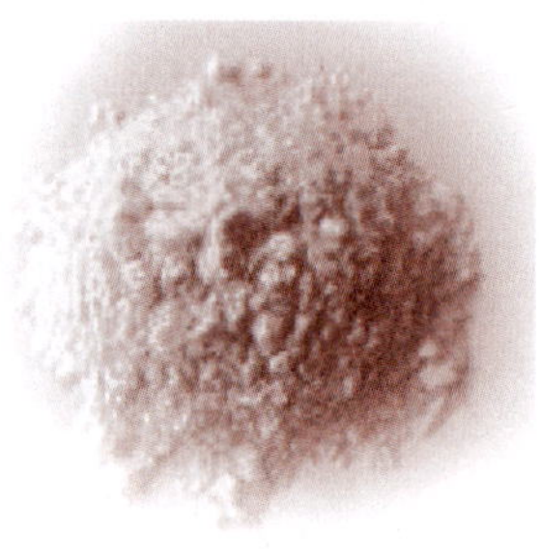

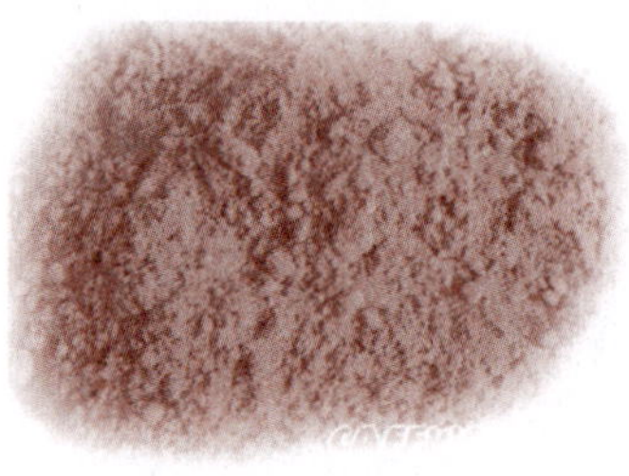

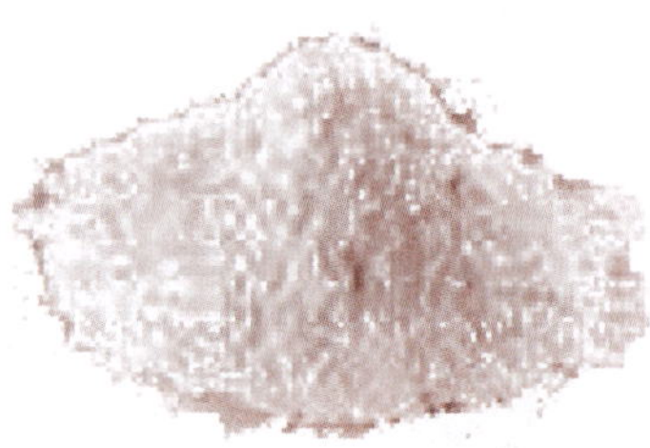

做法

将细玉米面、黄豆粉、白糖、桂花酱和栀子粉倒在一起，拌匀，加温水适量，和成面团；揉匀后，搓成圆条，再揪成50克一个的小面团，制成小窝头；上屉用旺火蒸熟即可。

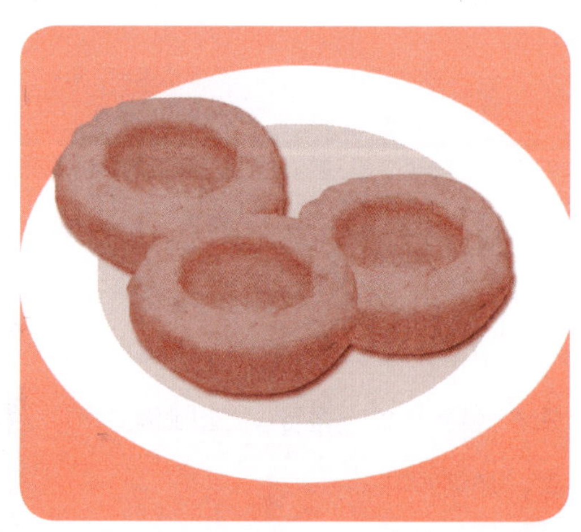

功用

早、晚作主食，清心泻肝、解毒。

陈皮黄芪煲猪心

原料

陈皮3克，黄芪15克，党参15克，猪心1个，胡萝卜100克，绍酒、食盐、油适量。

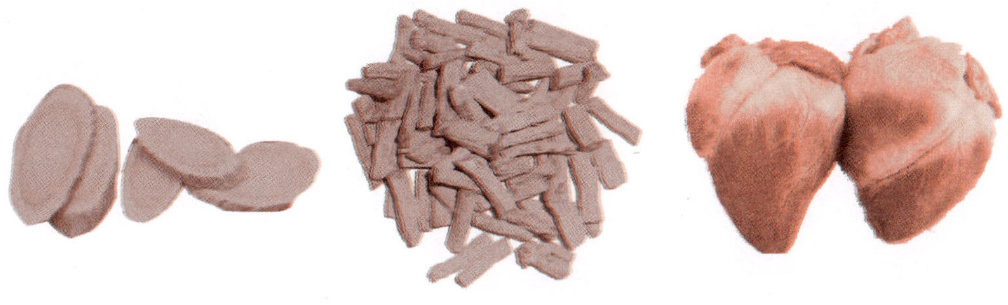

做法

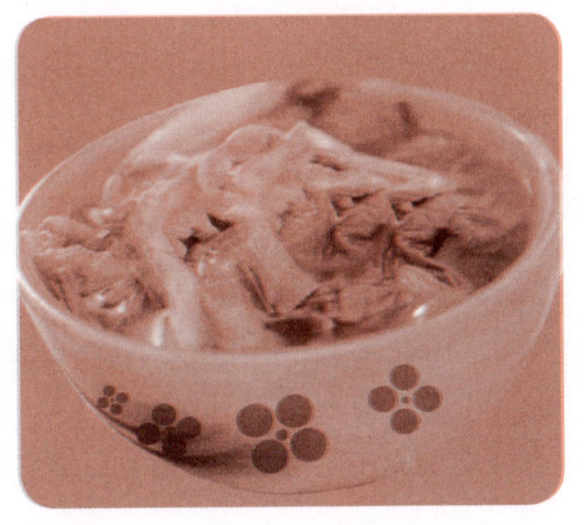

把陈皮、黄芪、党参、猪心洗净，将陈皮切3厘米见方的丁，猪心切成3厘米见方的小块。用中火把锅烧热，倒入油，待油热后，加入猪心、胡萝卜、绍酒、盐、陈皮、党参、黄芪，再加入鸡汤300毫升，煮沸；再用文火煮至浓稠即可。

功用

每日1次，佐餐食用，可补虚损、益气、利阴气、强心疏肝、补气顺气。

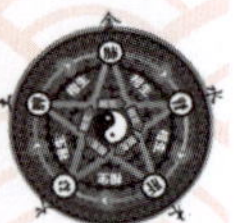

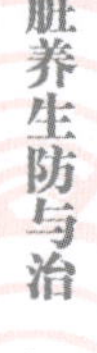

按摩穴位，保心护心

用“属火”的穴位来养心，是最管用的“健心”良药，而且不花钱，也没有不良反应。这样的穴位有神门穴、内关穴、心俞穴、膈俞穴等。从某种角度来看，按摩穴位不仅是在消除病患，更是撑起生命的“艳阳天”。

少府穴

位置： 人体的手掌面，第四、五掌骨之间，握拳时，小指尖触到的手掌处。

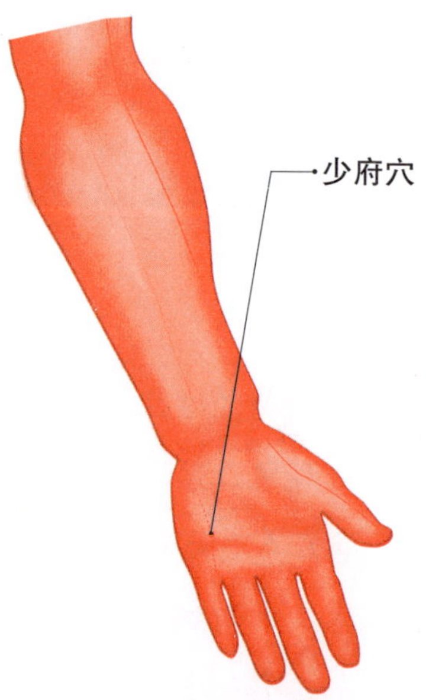

功用

主治胸痛，配内关穴主治心悸等症。

按摩方法

以大拇指指腹按压少府穴，示指顶挟在掌骨背面上，大拇指顺时针进行揉按，由轻到重，反复几次。

行间穴

位置： 人体的足背侧，第一、二趾缝后方赤白肉分界处凹陷中，稍微靠大脚趾边缘。

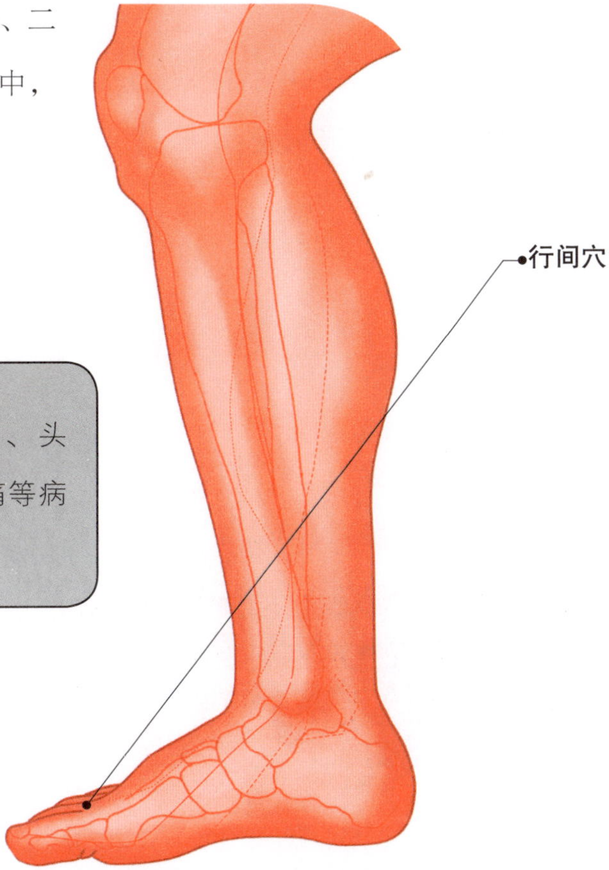

行间穴

功用

生风化火，对中风、头痛、目赤肿痛、胸肋胀痛等病症有明显效果。

按摩方法

取穴时，可采用正坐或仰卧的姿势，用大拇指指尖掐按。

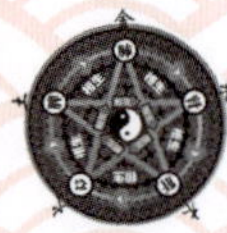

支沟穴

位置：人体的前臂背侧，阳池穴与肘尖穴的连线上，腕背横纹上3寸，尺骨与桡骨之间。

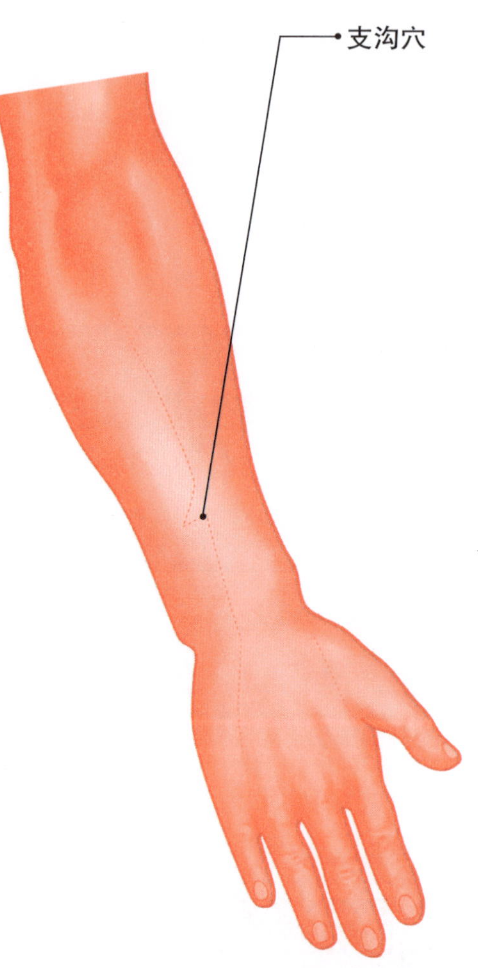

功用

对肋间神经痛、卒心痛和气郁不舒等症状有较好疗效。另外，经常按摩支沟穴，还有通便的作用。

按摩方法

以一侧拇指指腹按住支沟穴，轻轻揉动，以有酸胀感为宜。每侧1分钟，共2分钟。

内关穴

位置：人体的前臂掌侧，从近手腕横纹的中央，往上约三指宽的中央。

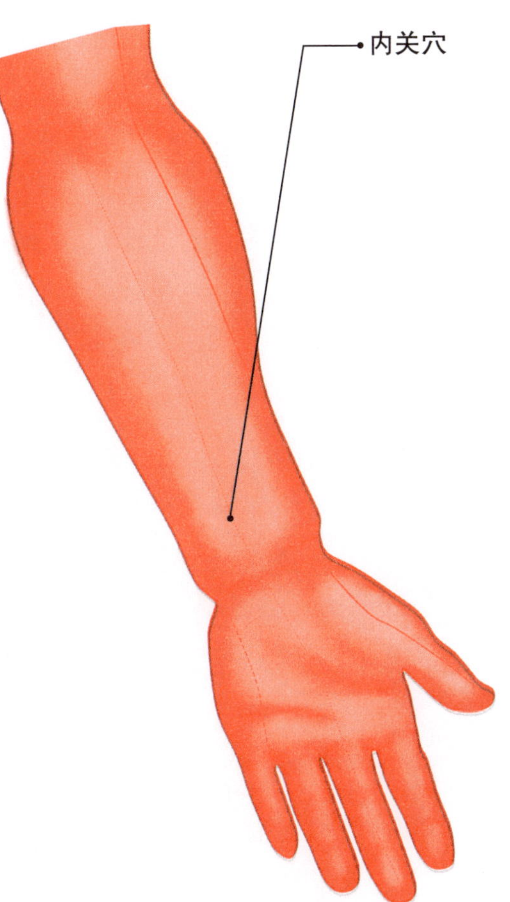

功用

疏导水湿。

按摩方法

采取一按一压的方式进行，一般节奏上把握到30秒为宜，男性每次按压8次，女性7次即可。要特别说明的是，左右手内关穴都要按，而且力度要适中，感到酸胀即可。具体按摩时间，戌时（19:00～21:00）为最佳。

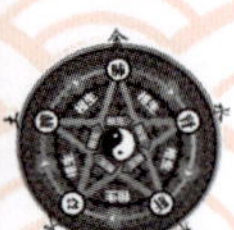

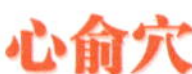

心俞穴

位置：人体的背部，在第五胸椎棘突下，左右旁开2指（约1.5寸）宽处。

功用

散发心室之热。主治心悸、心痛、心绞痛等病症。

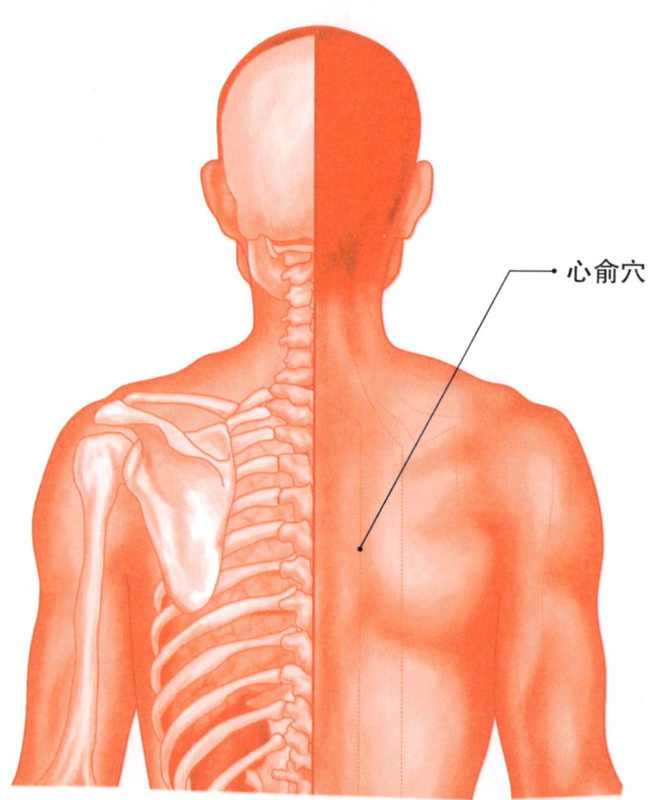

按摩方法

利用此穴位进行保健，拔罐比按摩的功效要好，时间以上午9点左右为宜。力度把握上，长幼者宜小，而中青年宜偏大，以便能更好地利用拔罐的温性作用。

膈俞穴

位置： 人体的背部，在第七胸椎棘突下，正中线左右旁开2指宽处。

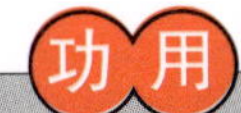

散热化血。

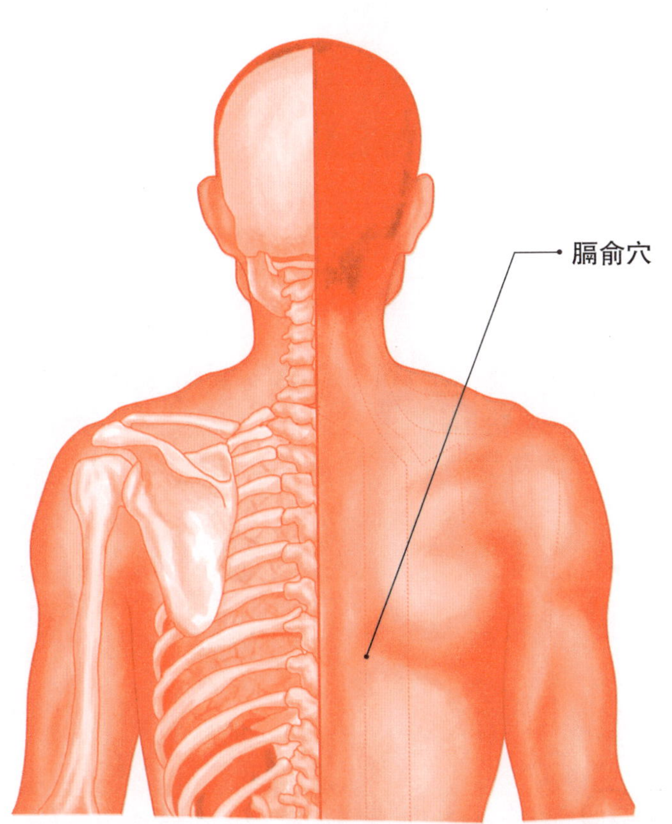

按摩方法

按摩的时候以拔罐方式为主。需要提醒的是，为了更好地巩固其疗效，在拔罐之后，最好再按揉约3分钟。

神门穴

位置：手腕部位，手腕关节手掌侧，尺侧腕屈肌腱的桡侧凹陷处。

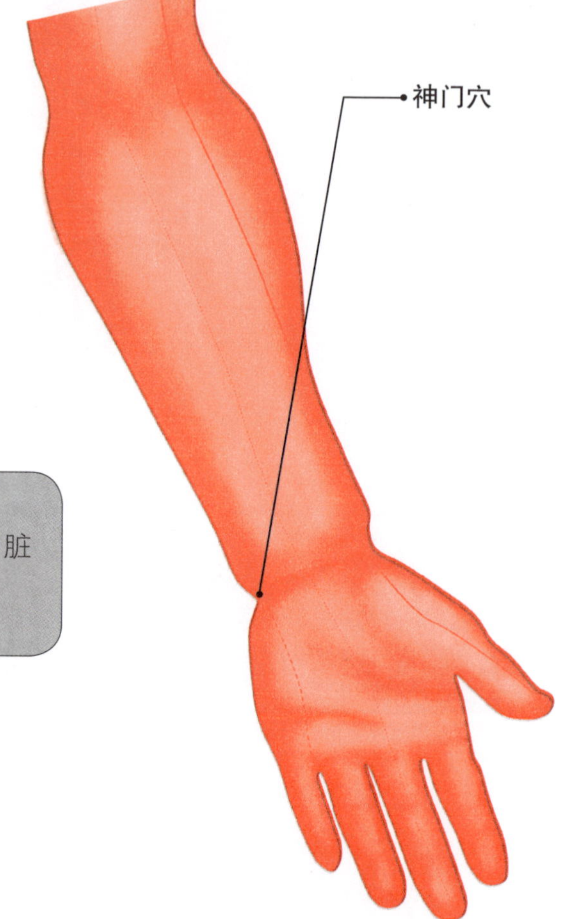

功用

可防治心痛、心慌等心脏系统疾病。

按摩方法

一种方法是按摩，即用指关节按揉或者按压；另一种方法是用人参切成片后放在穴位上，再用医用纱布包好，每12小时更换一次，隔天一敷。

常见心脏疾病及治疗方法

心脏是人体循环系统的主动力，其作用是推动血液流动，为全身器官、组织提供充足的氧和各种营养物质，并通过血液带走代谢产物，维持细胞的正常代谢和功能。

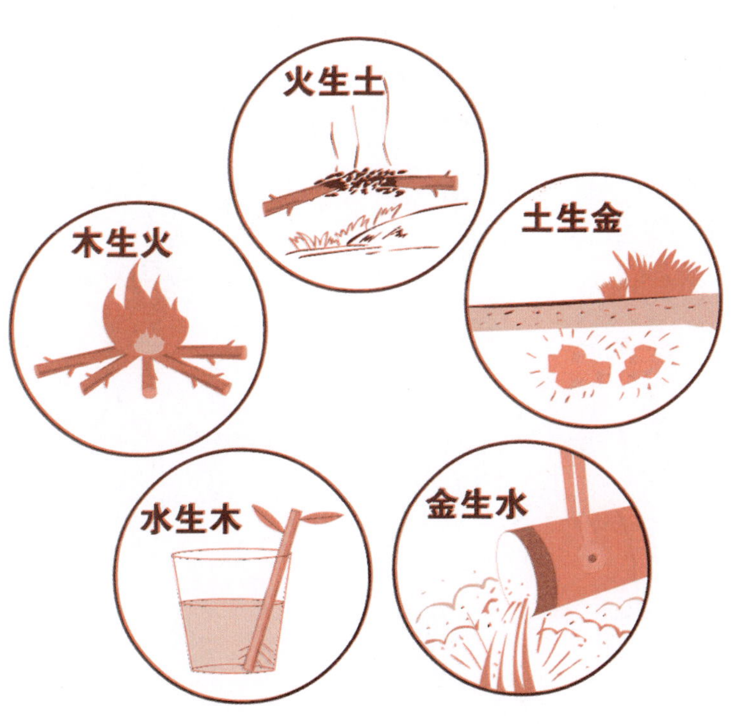

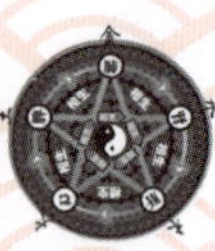

心口痛

成因分析

《黄帝内经》告诉我们，心为气血所养。这说明，如果气血亏虚，再加上外邪干扰，就会导致心脉阻塞，使心口疼痛。心口痛，就是由于正气亏虚，一旦有寒凝、痰浊、血淤等邪毒侵入人体，就会导致阻塞心脉，使心中气血不畅。

对症施治

治疗心口痛的关键是补充气血。

食疗法

长期坚持用三七粉冲饮，可活血化淤；用羊心和大枣一起炖汤，经常饮用，可以缓解症状。

按摩法

经常按揉至阳穴、膻中穴、关元穴和间使穴，每次至少10分钟，也可改善心口痛症状。

日常保健

控制好情绪，保持平和的心态，是预防和治疗心口痛的最佳良药。

健忘症

成因分析

传统中医认为，健忘是由心脾气虚、肝郁血淤等问题引起的。归根结底，它的产生根源是气血不足，分为两种情况：

（1）气血两虚，心、脑等器官无法得到足够的营养和能量。

（2）心事重重，思虑过度，长期郁结在心。

对症施治

健忘症并不是什么严重的疾病，治疗的要点在于调理气血，促进新陈代谢。虽然健忘症本身危害不大，但会引起更大疾病，因此要给予足够的重视。

食疗法

多吃补脑食物。如猪、鱼等动物的脑，可以健脑益智。另外，核桃也补脑。

日常保健

多活动手指。手指指尖的正中位置都是穴位，称“十宣穴”，是人体六条经络的起始点，经常刺激，如转核桃、织毛衣等，有助于身体的气血运行。

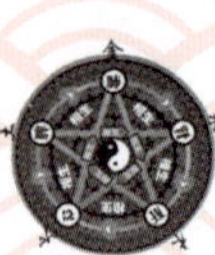

失眠

成因分析

失眠是一种典型的亚健康症候，其形成原因有两点：

（1）主要是情志受伤，人体的五脏受到压力，再反作用到大脑，从而难以入睡。

（2）外界压力的作用，如工作压力大、神经衰弱等。

对症施治

失眠主要是心脏气血堵塞所致，最好用食疗方法治疗。

食疗法

把小米和清半夏放在一起熬粥，每天睡前服用。

小米：味甘、性寒，含有丰富的色氨酸，是使人安睡的最好食物之一。这是因为色氨酸能促进大脑神经细胞分泌出五羟色胺，这种物质可以使大脑思维活动受到暂时抑制，让人产生困意，有助于入睡。

清半夏：燥湿化痰、消痞散结，对治疗头晕、不眠有很好的效果。

按摩法

按摩大脑经络。用梳齿不尖锐的木梳，由前额往后脑匀梳，先梳中央，再梳两侧，反复多次，直到产生睡意。梳理时，力度以舒适为准。

高脂血症

成因分析

高脂血症主要是由于饮食营养过于丰富、血液黏稠，加上平时运动量不够，气血运行速度变慢，导致体内大量垃圾淤积成痰。黏稠的血液遇上大量的痰液，就会导致经络的阻塞，血中带痰。

对症施治

治疗高脂血症的关键是化痰清淤，手段不复杂，贵在坚持。

日常保健

平时多进行运动，保持平和的心态，尽量少吃或不吃油腻的东西，可有效预防此病症。

食疗法

把粳米和决明子按10：1的比例放在一起熬粥喝，能够净化血液，疏通经络。也可用三七花泡茶喝，活血通络，可以有效清除血管里的物质沉积。

按摩法

按摩心包经。按照从胸到手的方向，依次往下按，按时速度不要快。每晚睡前半小时做，可有效化痰除淤。

第三章

肺脏养生法

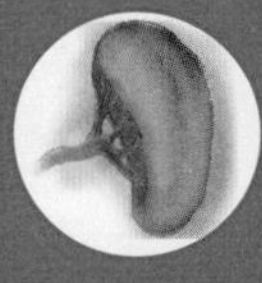
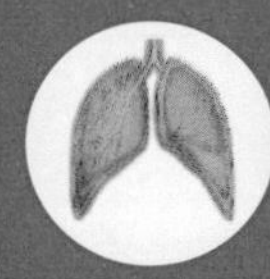
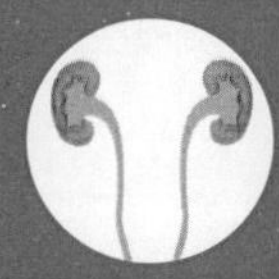

- 认识我们的肺脏
- 肺脏健康自我检测
- 排除毒素，清肺护肺
- 科学生活，调肺养肺
- 合理膳食，补肺养肺
- 按摩穴位，保肺护肺
- 常见肺脏疾病及治疗方法

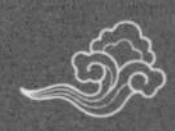

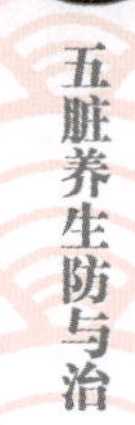

认识我们的肺脏

肺脏位于胸腔内，居横膈上，左右各一白色分叶，形似海绵，在五脏六腑中位置最高，有“华盖”之称。肺的五行属金，肺气旺于秋，秋生燥气，肺“喜润恶燥”“燥伤肺”，因此肺与燥、辛味、白色有着内在的必然联系。肺脏与大肠、鼻、皮毛等构成了整个“肺系统”。肺脏的主要功能有以下几方面：

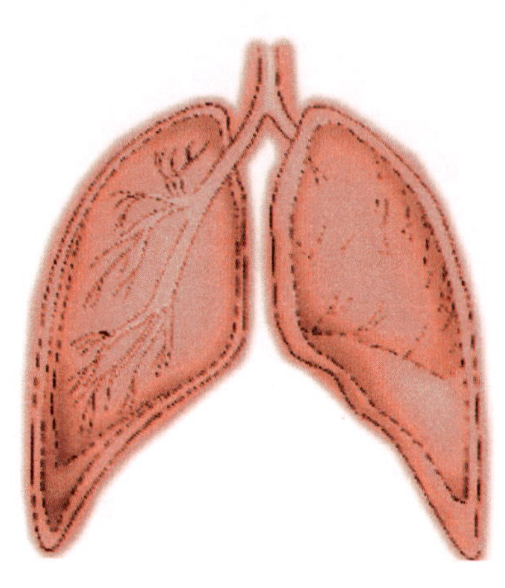

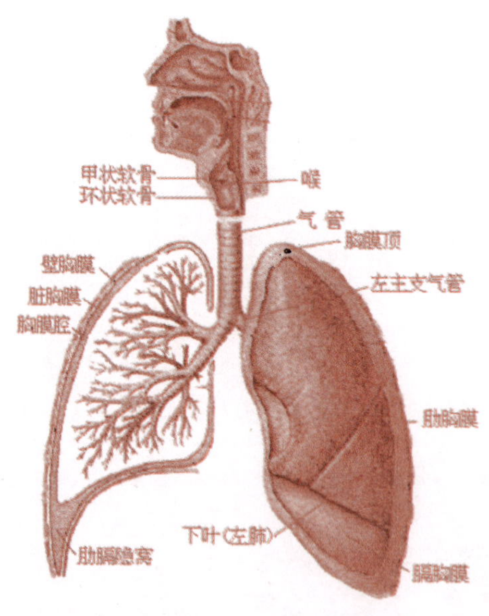

肺主呼吸

肺脏的主要功能，就是通过呼吸运动，吸入外界的新鲜空气，呼出体内的污浊之气，进行体内外气体交换，保证体内对新鲜空气的需求，调节人体内气机的升降出入。当出现胸闷、咳嗽、气喘等症状时，说明病邪犯肺。

肺主肃降

当肺气宣发时，有益的津液就会

灌溉、滋养各组织脏器，与此同时，有害的液体、剩余的水分则通过汗孔排出体外；当肺气肃降时，水液下行至肾，经肾脏、膀胱形成尿液，经尿道以小便形式排出体外。

中医认为，如果肺气正常，肺的肃降可以完成人体的正常治理和调节，也就是肺的“治节出焉”。

肺主皮毛

皮毛是皮肤、汗腺和毛发等皮肤附属器官的统称，为人身之藩篱，抵御外邪侵害。肺五行属金，应秋；秋季养生，重在养肺。

一方面，肺气宣发，体内的津液便会输送全身，温养皮毛，抵御外邪；另一方面，皮毛汗孔的开合，可以配合肺脏主司呼吸，调节体温。

当肺气虚弱之时，皮毛抵御外邪的能力就会下降，人体因而经常感冒，毛发干枯。

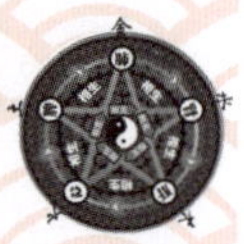

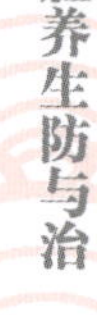

肺脏健康自我检测

由以上所述的肺脏功能，以及《灵枢·脉度》中记载："肺气通于鼻，肺和则鼻能知臭香矣。"我们便可从以下表现辨别肺脏的问题：

自我检测法

①	鼻头色赤，出现"酒渣鼻"。
②	经常咳嗽，或者干咳，或者有痰。
③	鼻窍肿胀、糜烂、结痂或干痒灼热。
④	鼻内肌膜肿胀，交替阻塞，时轻时重，反复发作，经久不愈。
⑤	鼻内干燥灼热，肌膜萎缩，鼻窍宽大。
⑥	胸闷，呼吸困难。
⑦	皮肤晦暗，呈锈色。
⑧	多愁善感，容易悲伤。

除上述症候之外，鼻子的动态变化也能反映肺脏疾病。

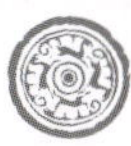

鼻子的动态变化也能反映肺脏疾病

①	鼻翼呼吸翕动，呼吸困难，多为小儿肺炎。
②	清涕外流，乃是肺感风寒的表现。
③	浊涕外流，是肺感风热的表现。
④	少涕或无涕，则是肺感燥干的表现。

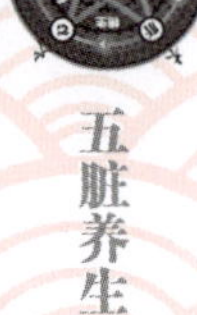

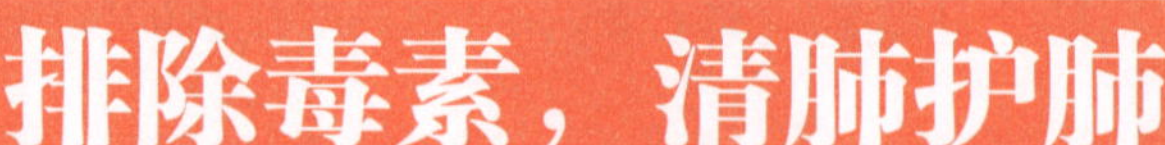

排除毒素，清肺护肺

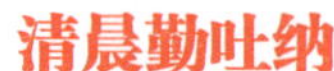

清晨勤吐纳

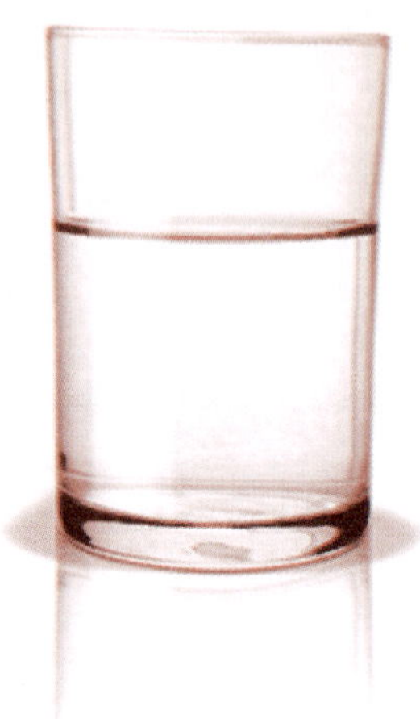

清晨起床后，喝一杯常温的清水，然后到窗户边，或到户外，吸一口新鲜空气，再慢慢呼出，如此反复吐纳多次，有助于肺脏排除体内毒素。

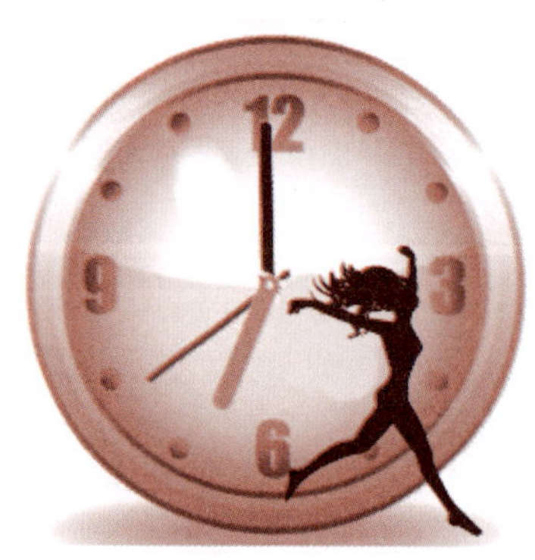

适当进行晨练

上午7：00～9：00为肺脏最强的时间段，此时，适宜进行适度的有氧运动，比如慢跑，长期坚持下去，有利于健肺。

保持良好的生活习惯

饮食方面，应每天摄入膳食纤维，多吃粗茶淡饭；每天要喝足够的清水，以滋肾利尿；少吸烟或不吸烟，多沐浴，保持肺脏健康。

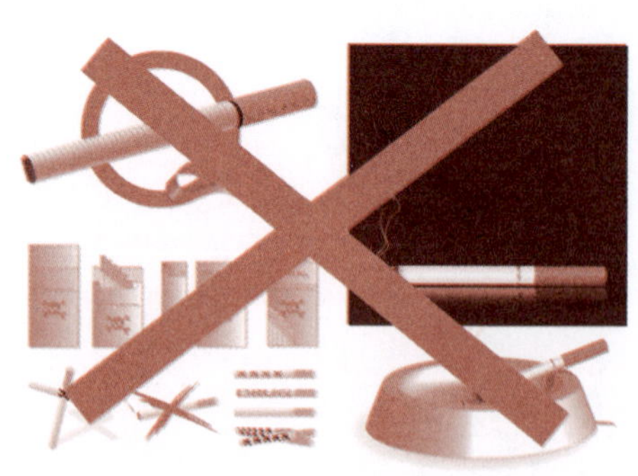

科学生活，调肺养肺

饮食

虽然辛辣味入肺经，但食辣要适度。过多吃辛辣食物，会损及肺系统，若再加上外界空气污染，很可能导致肺系统的功能紊乱。

秋季适当吃一些微酸食物，有助于阳气的收敛，可以补肺。

多吃润肺食物，如百合、杏仁、梨、白木耳等。

适当控制食欲，不要因为“贴秋膘”而暴饮暴食，要根据自己的体内能量富余程度，适度饮食。

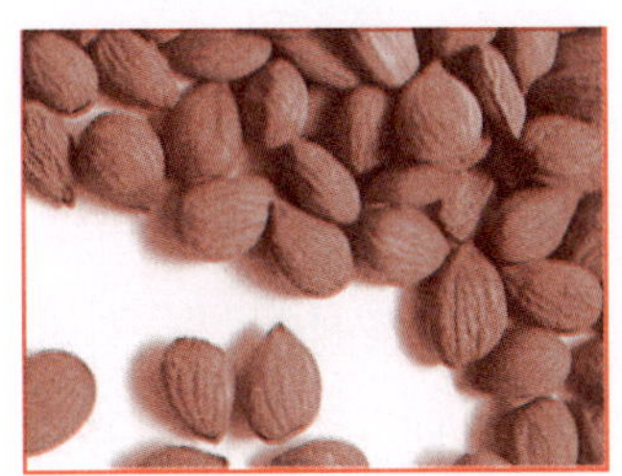

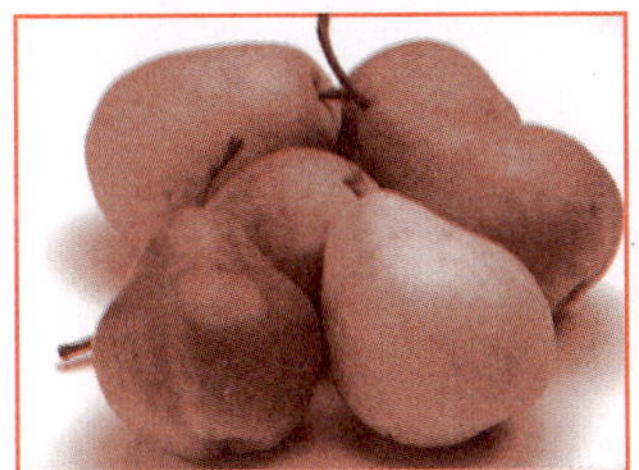

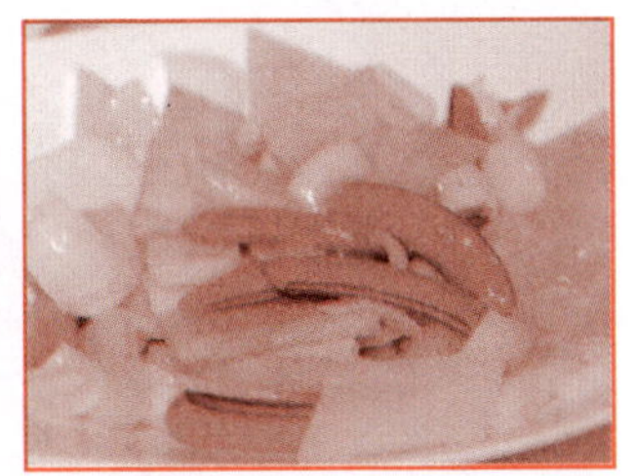

起居

秋季是阳气收敛之时，要注意早睡，睡眠时间可略长些，充足的夜间睡眠有益于补益白天损耗的体力。

另外，阳气收敛是气血由外向内行进的过程，毛孔由张开变为闭合。这时，穿衣不宜多，否则，对毛孔的闭合不利。

运动

在上午7：00～9：00，适宜进行一定程度的有氧运动，包括快走、慢跑等，能够增强健肺功能。

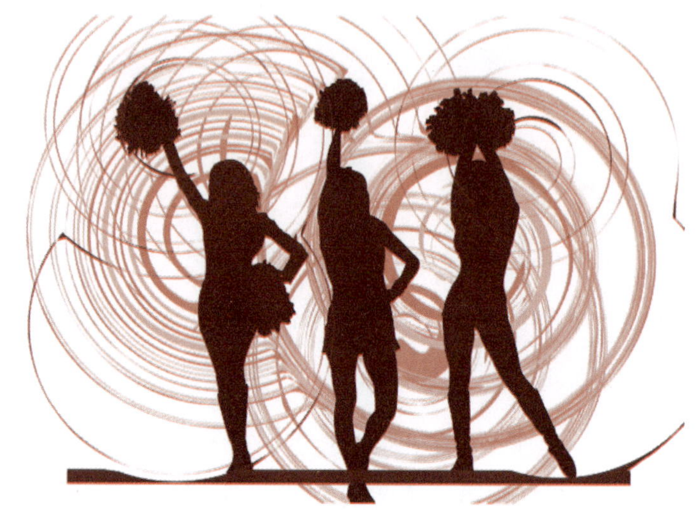

经常进行腹式呼吸，即吸气时保证胸部不动，膈肌与上、中腹部的腹肌扩张，而小腹部的腹肌则绷紧，呼气时慢慢放松腹肌，全程尽量用鼻子进行。这不仅能锻炼腹肌，还能促进胃肠蠕动。

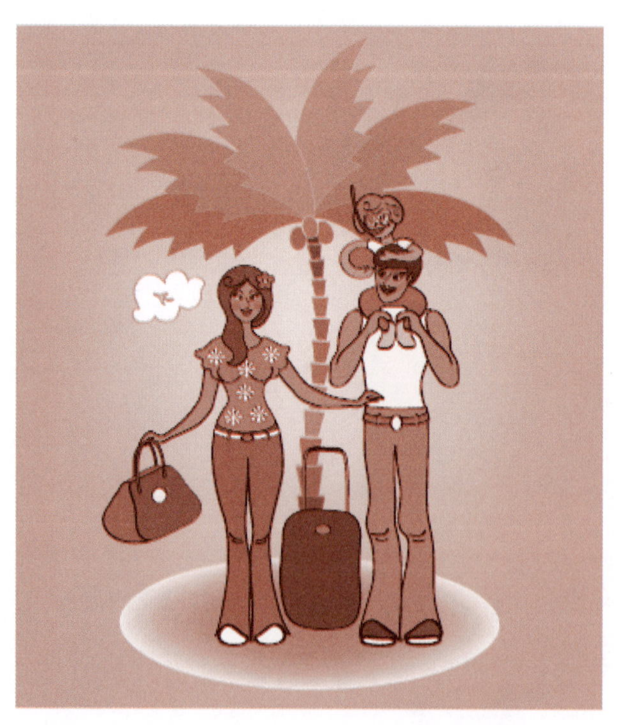

心态

忧伤肺。秋天容易让人产生悲哀伤感的情绪，如果不进行控制，有可能伤及肺脏。因此，我们要适当调整心情，怀着一颗享受秋天的心，尽量让心情平静下来。

合理膳食，补肺养肺

中医认为，辛辣味入肺经，白色入肺经。补肺应有的放矢地进食辛辣味食物和白色食物。秋季干燥，皮肤容易干燥紧绷，饮食上要注意补水补湿，多喝水，多吃蜂蜜。另外，要适当增加酸性食物摄入，因为酸主收敛，有利于收藏秋季的阳气。

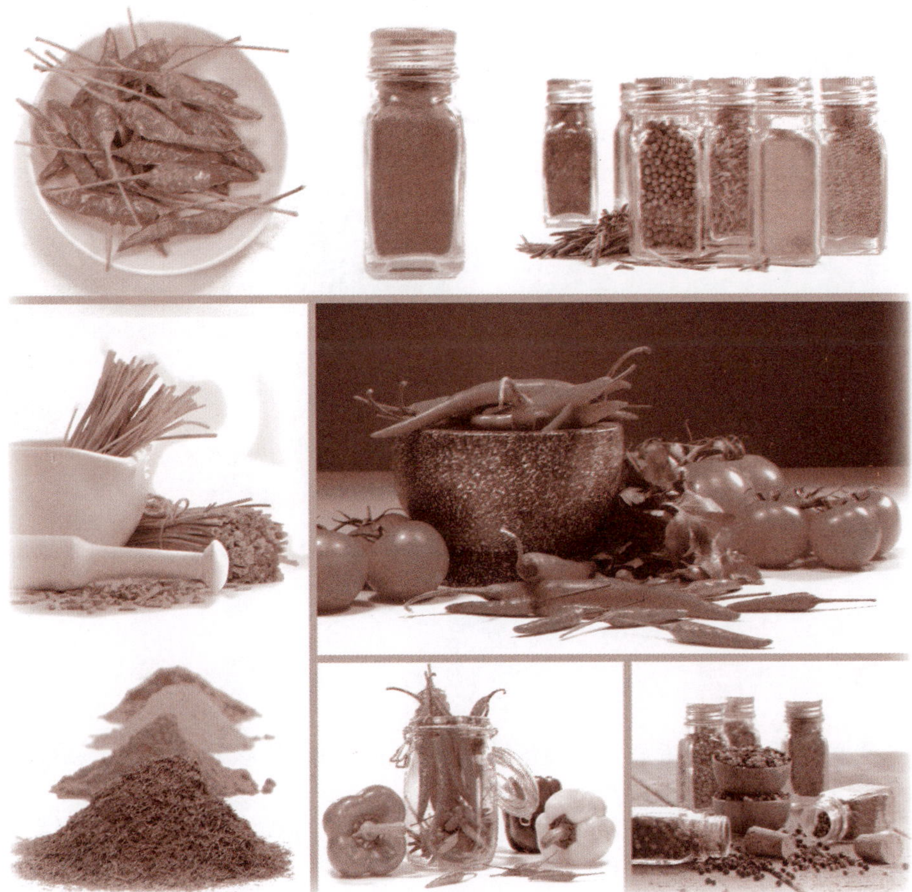

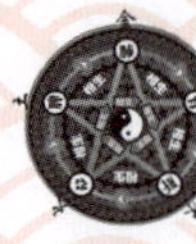

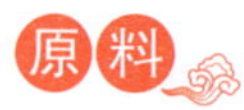

冰糖炖木瓜

原料

木瓜250克，甜杏仁20克，苦杏仁15克，陈皮5克，冰糖10克。

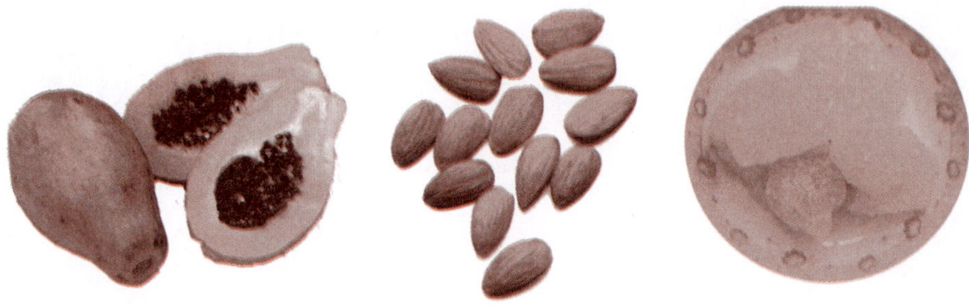

做法

选外皮金黄色的熟木瓜1个，开两半，去瓜皮、瓜子，切丁；杏仁去衣；将以上材料一起放入炖盅，加冰糖，注入凉开水，盖上盅盖，隔水炖4小时，即可食用。

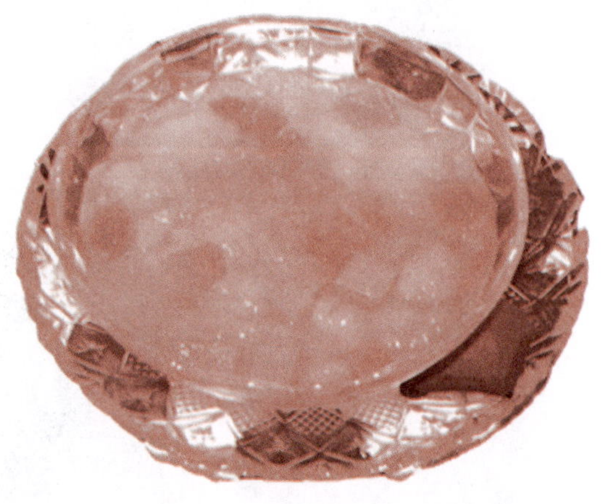

功用

清润养颜，老少皆宜。对结核性胸膜炎、咳嗽或平咳无痰、舌干咽燥、烦热、咯血均有疗效。

南杏猪肺汤

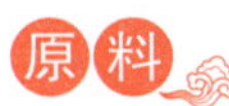

原料

南杏仁、猪肺。

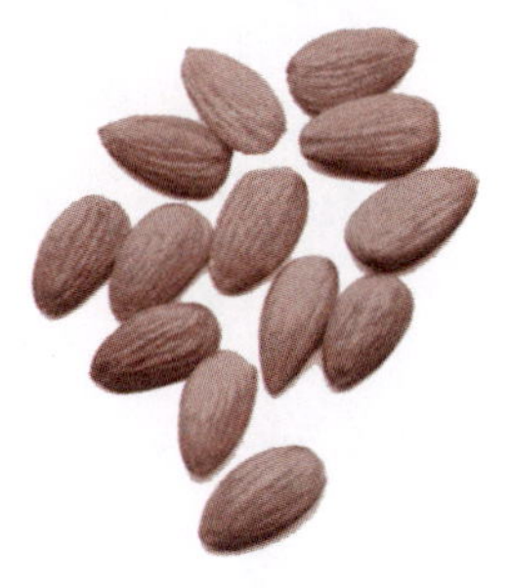

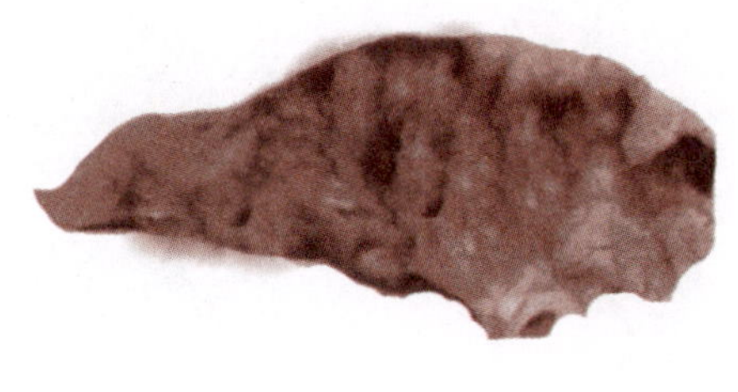

做法

把一个猪肺反复冲水洗净，切成片状，用手挤，再洗去猪肺气管中的泡沫。选15～20克南杏仁，一起放入瓦煲内加水煲煮2～3小时，调味即可。

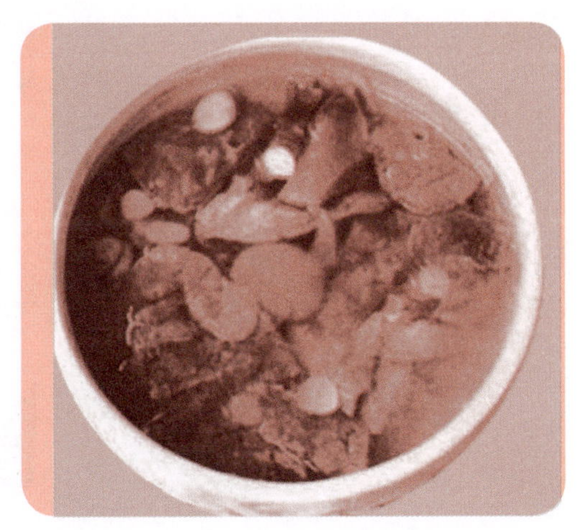

功用

可用于因秋冬气候干燥引起的燥热咳嗽。对秋冬时节肺气不开，干咳无痰，大便燥结，喉咙干燥等都有一定功效。

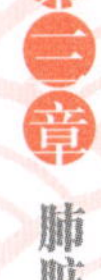
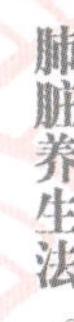

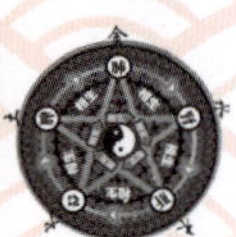

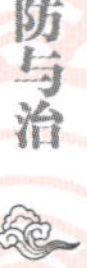

沙参玉竹老鸭汤

原料

北沙参、玉竹、老鸭、生姜。

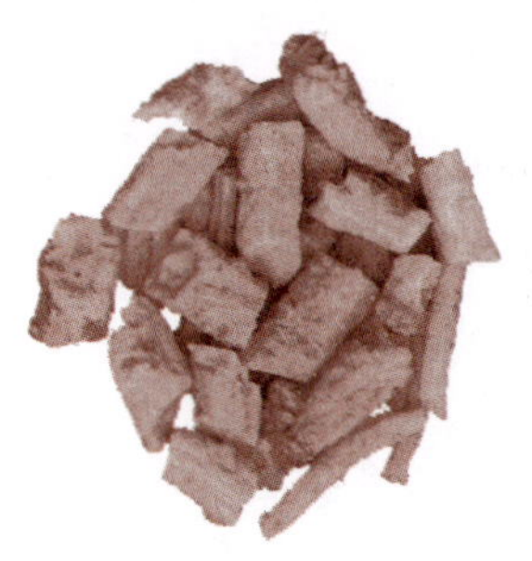

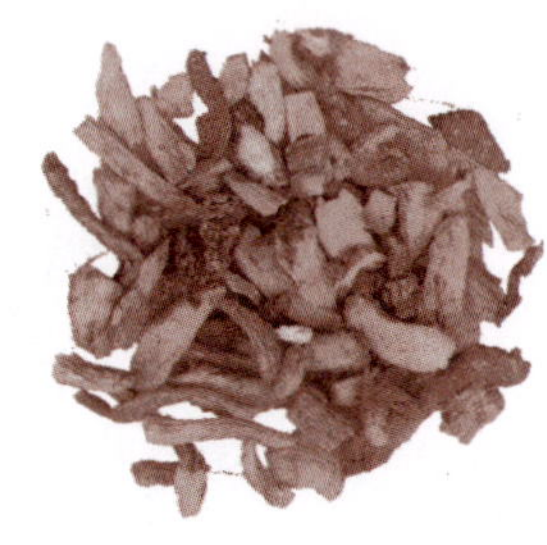

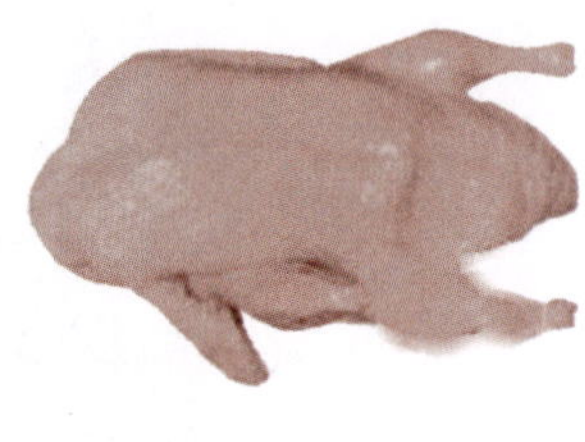

做法

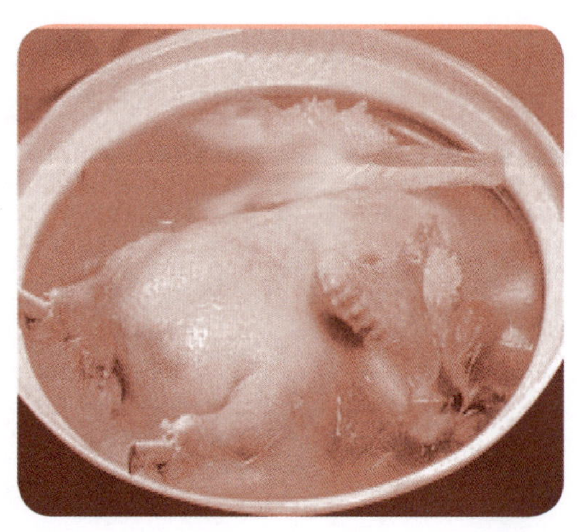

选用老鸭一只，去毛脏，洗净。再选用北沙参和玉竹各60克，生姜2片，一起放入瓦锅内，文火煲1小时以上，调味即可。

功用

能够治疗肺燥、干咳等，对病后体虚，津亏肠燥等引起的便秘等亦有效，是一道非常滋补的粤菜。

莲子百合煲瘦肉

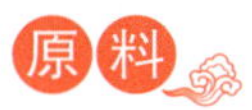

百合、莲子、猪瘦肉。

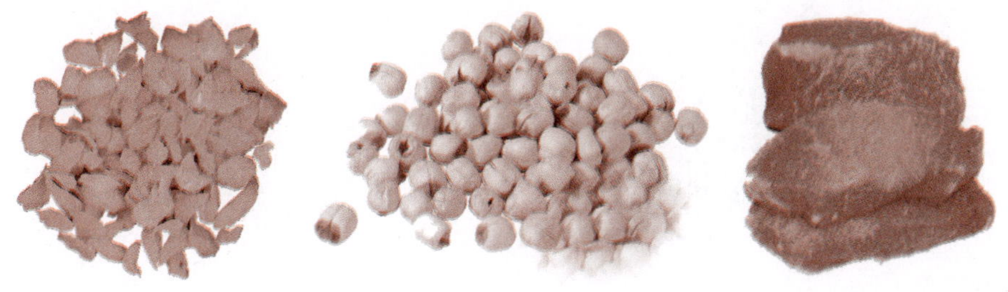

做法

挑选半斤左右的猪瘦肉，再加入莲子和百合各30克，水适量，隔水炖熟，调味即可。

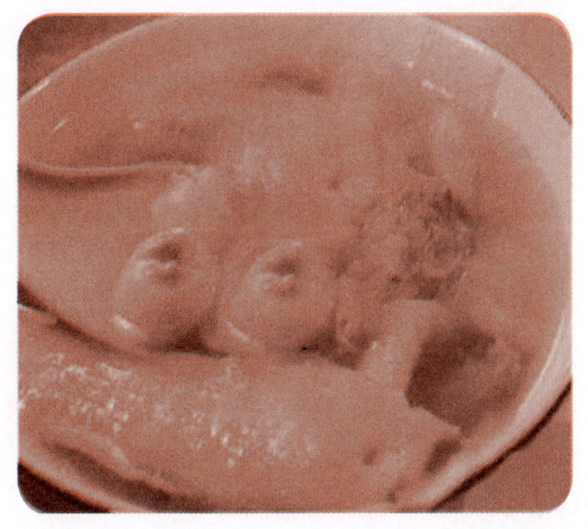

功用

莲子百合煲瘦肉其实是一个富有营养的搭配，除了润燥养肺之外，还可以治疗神经衰弱、心悸、失眠等，也可以作为病后滋养强壮之补品，是一道可四季享用的菜肴。

冰糖银耳羹

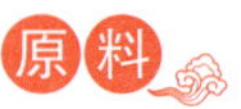

银耳、冰糖。

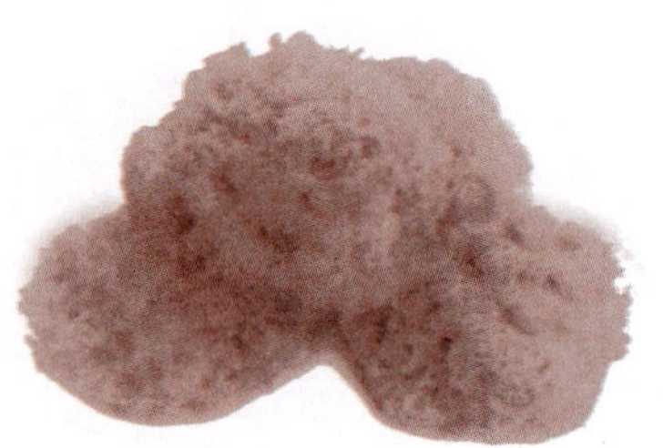

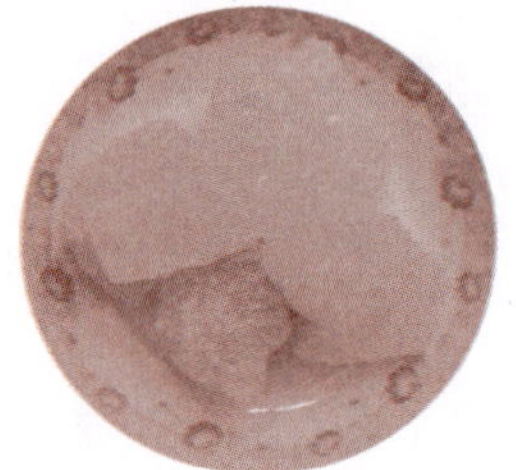

做法

选用银耳10～12克，先冲洗几遍，然后放入碗内加冷开水浸泡（水没过银耳即可）1小时左右，待银耳发胀后挑去杂物。接着把银耳和适量冰糖放入碗内，再加入适量冷开水，一起隔水炖2～3小时即可。

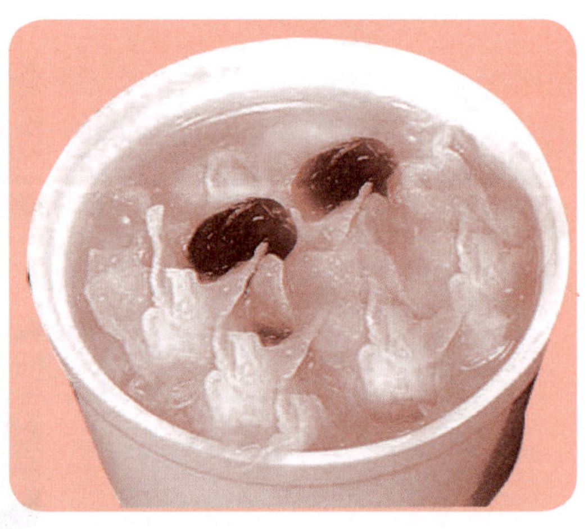

功用

有滋阴润肺，生津止渴的功效。可以治疗秋冬时节的燥咳，还可以作为体质虚弱者的滋补之品。

百枣莲子银杏粥

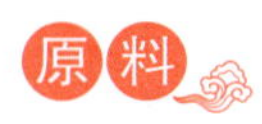

百合、大枣、莲子、银杏、粳米、冰糖。

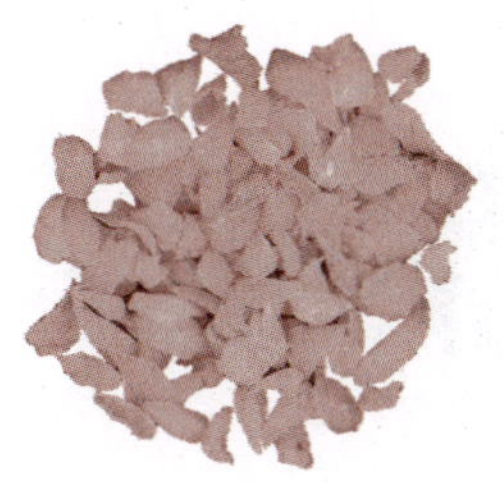

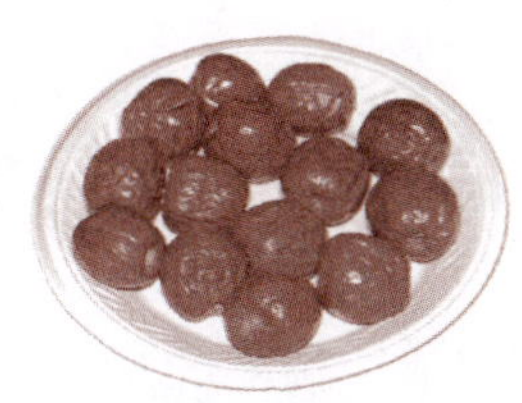

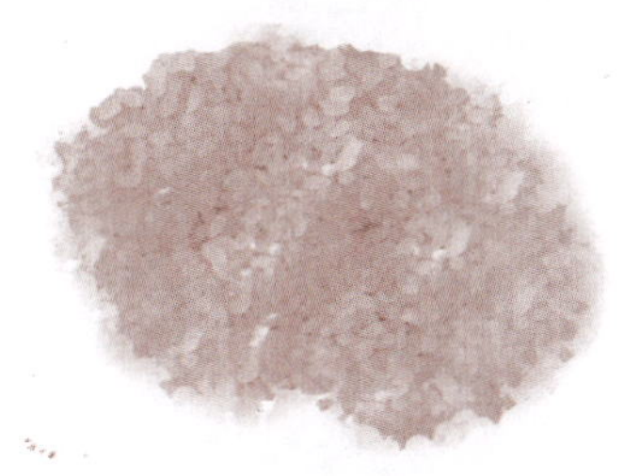

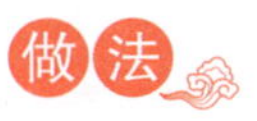

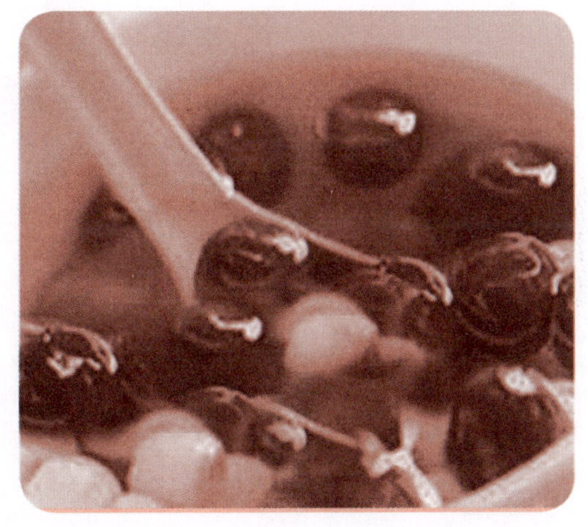

用大火将莲子先煮片刻，再放入百合、大枣、银杏、粳米煮沸，然后改用文火熬至粥稠时加入冰糖稍熬即成。

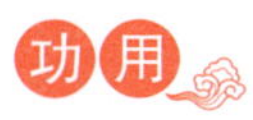

养阴润肺、健脾和胃。

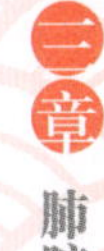

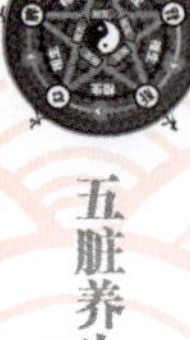

白果杏仁鱼汤

原料

白果、杏仁、腐竹、马蹄、鱼、生姜。

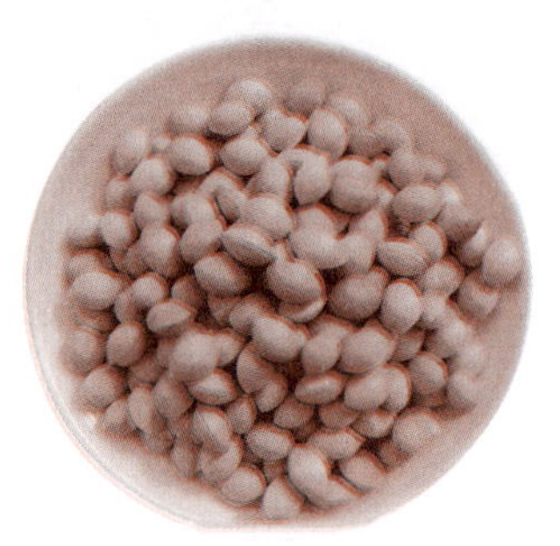

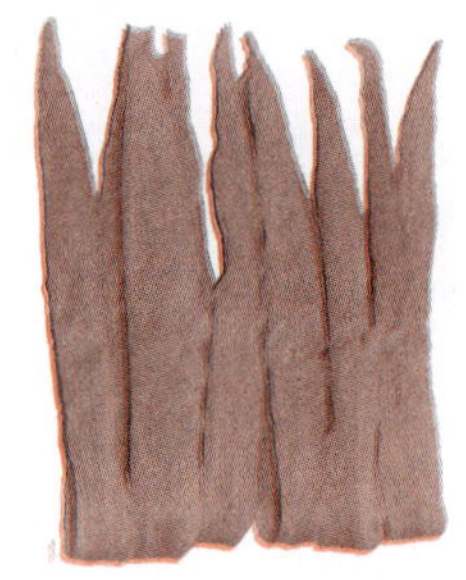

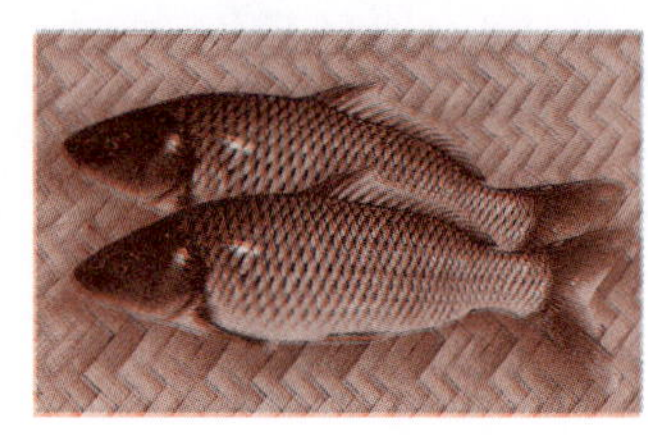

做法

将白果、杏仁、腐竹、马蹄、鱼洗净后一同放进锅内加入清水，用文火炖2小时，再放入适量食盐和少量花生油即可。

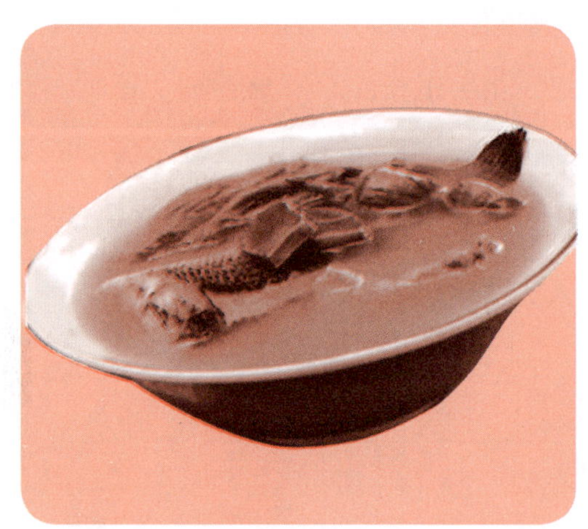

功用

此汤具有润肺化痰、敛肺止咳之功效。同时能辅助治疗咳喘日久、耗伤气阴等症。

葱蒜粥

原料

葱白10根，大蒜3瓣，粳米50克。

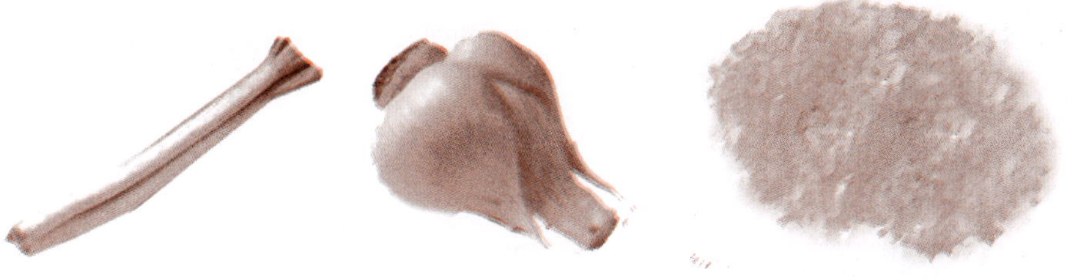

做法

将葱白、大蒜和粳米一同放入锅中，加水适量，熬煮成粥。根据个人口味，亦可加入少许白糖或蜂蜜调味。

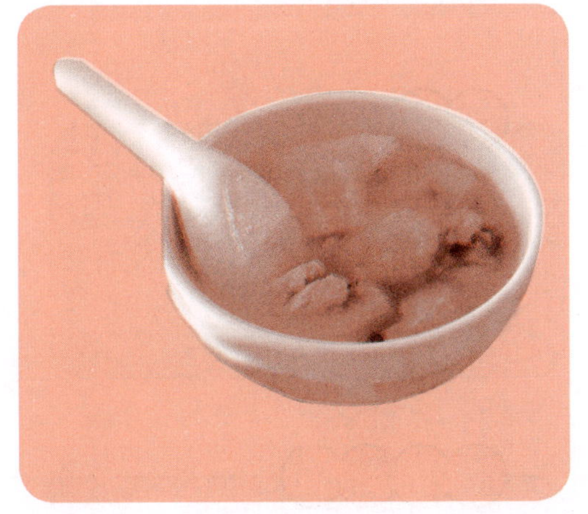

功用

每日食用两次，可发汗解毒、润肺通肠、活血止痛，对预防感冒有明显效果。

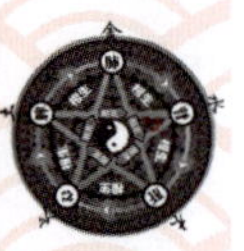

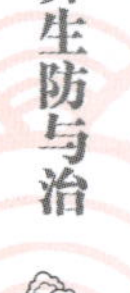

按摩穴位，保肺护肺

在少商、商阳两穴点刺一下，就能祛除肺火，按鱼际穴就能止住咳喘，日常按摩鼻子捶捶背还能帮助我们养好“娇肺”。肺脏养生，守护自己和家人的健康，就是这么简单。

少商穴

位置：该穴位于人体的手拇指末节桡侧，距指甲角旁0.1寸。

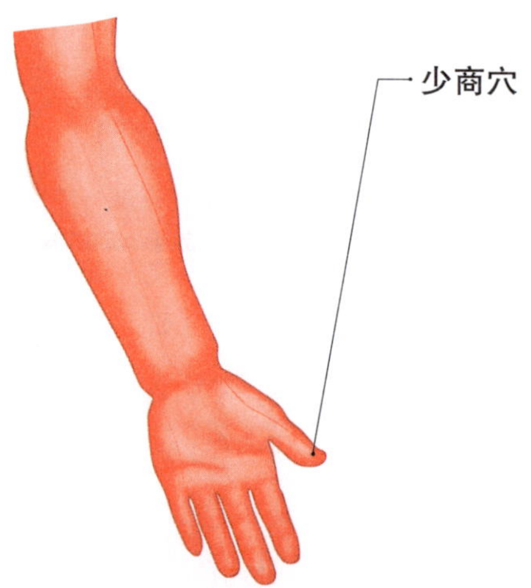

功用

配合按摩商阳穴，可以清除肺火，对热病、昏迷等症有较好疗效。

按摩方法

按摩该穴一般用指掐法，即用大拇指的指甲尖扎压，要有一定力度，使穴位有发麻胀痛的感觉，坚持30秒到1分钟，然后用同样方法按压另一只手。有条件的可用针灸针扎刺法，效果更好。点刺时，尽可能选用三棱针，要在迅速刺激后，挤出几滴血，然后消毒擦干。

商阳穴

位置：位于手的食指末节桡侧，距指甲角0.1寸。

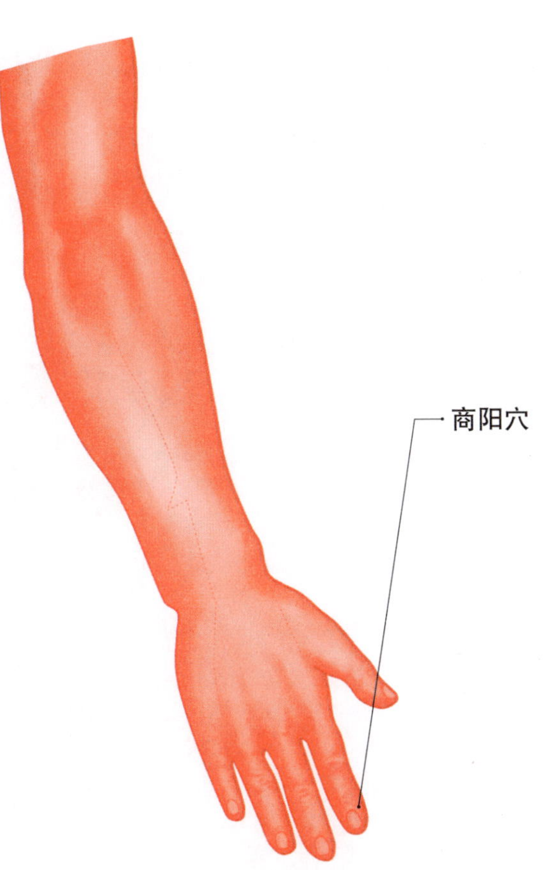

功用

能清除肺火，对治疗热病、昏迷等症有明显效果。

按摩方法

按摩时一般采用揉按的方法，即用大拇指和中指挤捏，或用另一只手按揉，要有一定的力度。

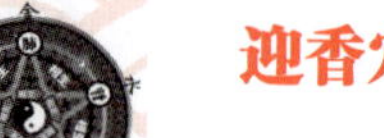

迎香穴

位置： 在人体面部鼻翼旁开约1厘米皱纹中（在鼻翼外缘中点旁，当鼻唇沟中）。

功用

对感冒等引起的肺部不适有很好的治疗和保健作用。

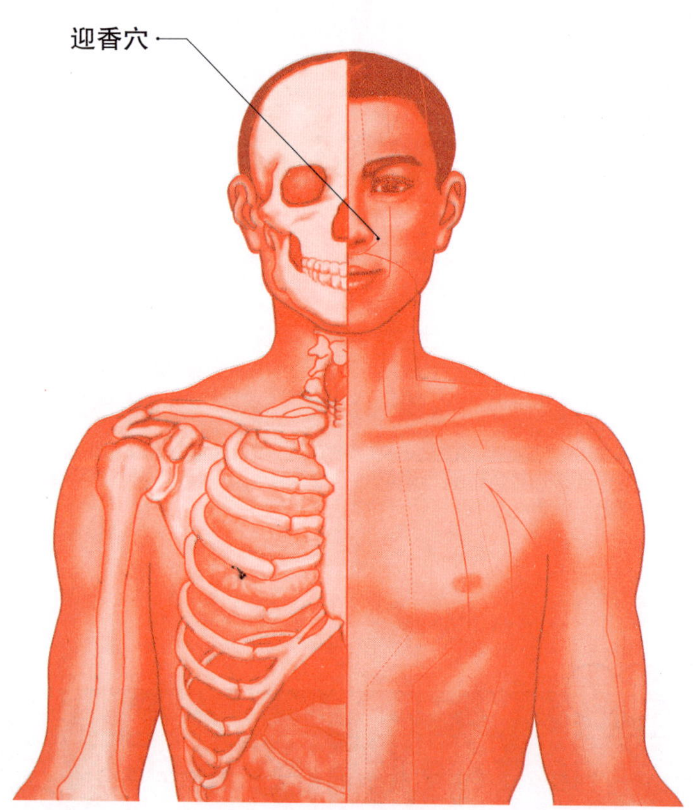

按摩方法

将两手拇指外侧相互摩擦至有热感后，沿鼻梁、鼻翼两侧上下按摩64次左右，然后按摩鼻翼两侧的迎香穴32次左右，每天两遍。

大椎穴

位置： 该穴位于人体的颈部下端，第七颈椎棘突下凹陷处。

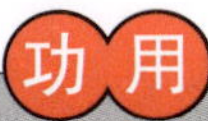

功用

对于因肺火引起的感冒、发热等有很好的作用。

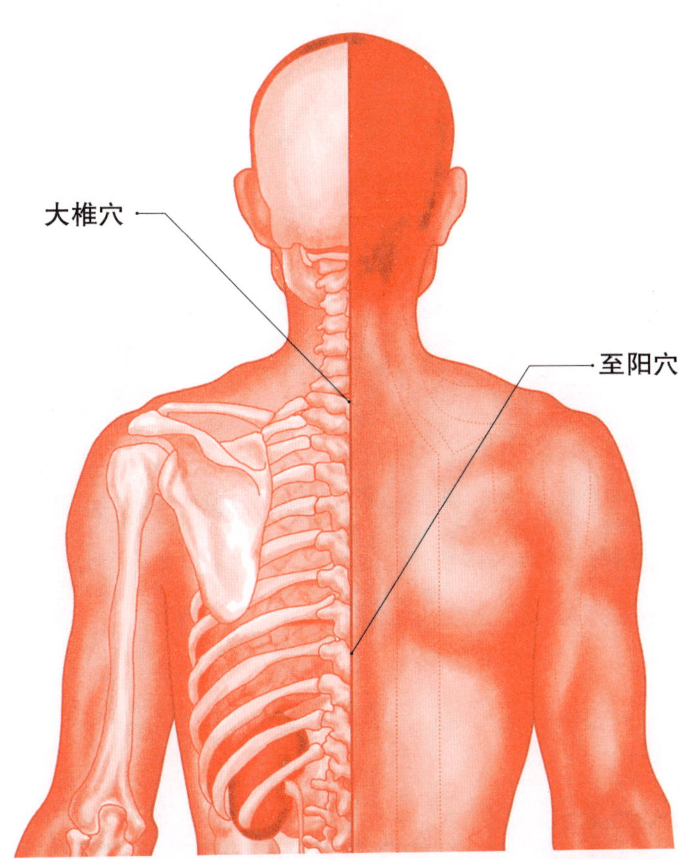

按摩方法

可以对背部进行刮痧治疗，从后背督脉的大椎穴一直从上往下刮至阳穴。

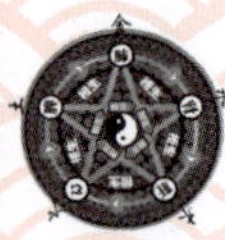

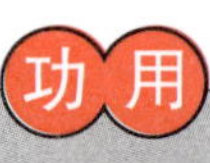

鱼际穴

位置：该穴的位置在人体的大拇指关节（第1掌指关节）后凹陷处，约当第1掌骨中点桡侧，赤白肉际处。

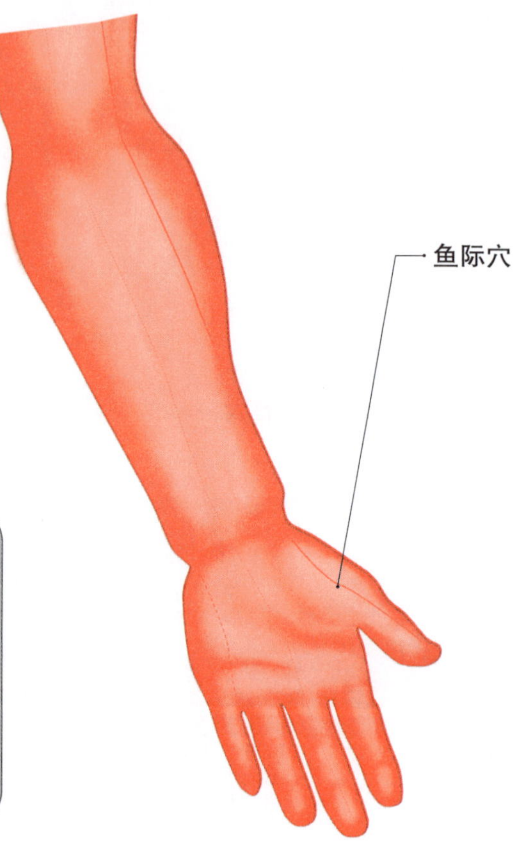

功用

具有预防咳嗽、咯血、咽喉肿痛、失音、发热的功能，配孔最穴、尺泽穴治咳嗽、咯血；配少商穴治咽喉肿痛。

按摩方法

一只手手掌朝上，用另一只手的食指托住鱼际穴背面，大拇指垂直按在鱼际穴上，有节奏地一紧一松地平稳用力按压，最好配合按摩动作，以鱼际穴周围有酸胀感为宜。每天早晚各按摩1次，每次3～5分钟。

太渊穴

位置： 本穴位于手内横纹凹陷处。其位置在人体手腕部位的手腕横纹上，拇指根部。

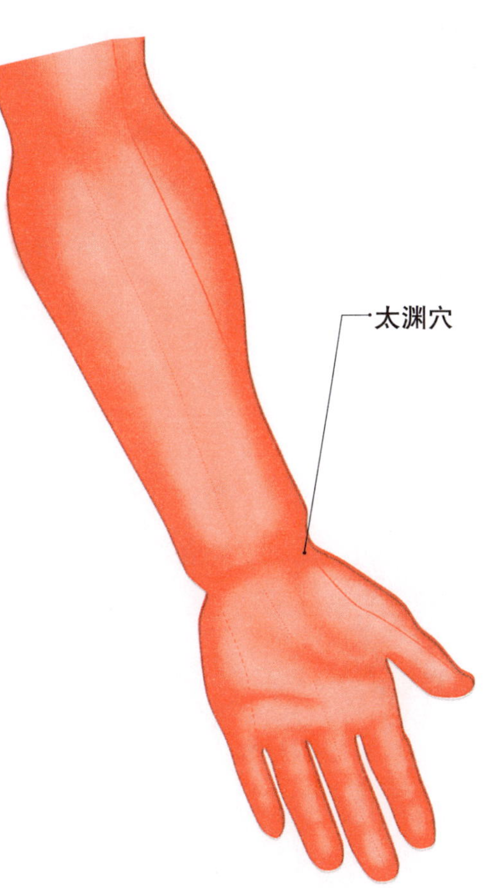

功用

压该穴，不仅对于腕部疾病有疗效，还可以主治咳嗽、气喘、咯血、胸痛、咽喉肿痛、腕臂痛、无脉症，配鱼际穴可以主治咳嗽、胸痛。

按摩方法

白天经常用拇指或食指指腹按摩两侧太渊穴，每次5分钟。

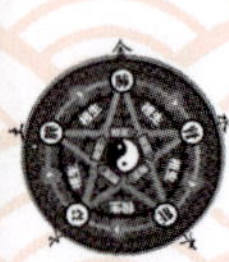

肺俞穴

位置： 位于背部，第三胸椎棘突下，左右大约二指宽处。

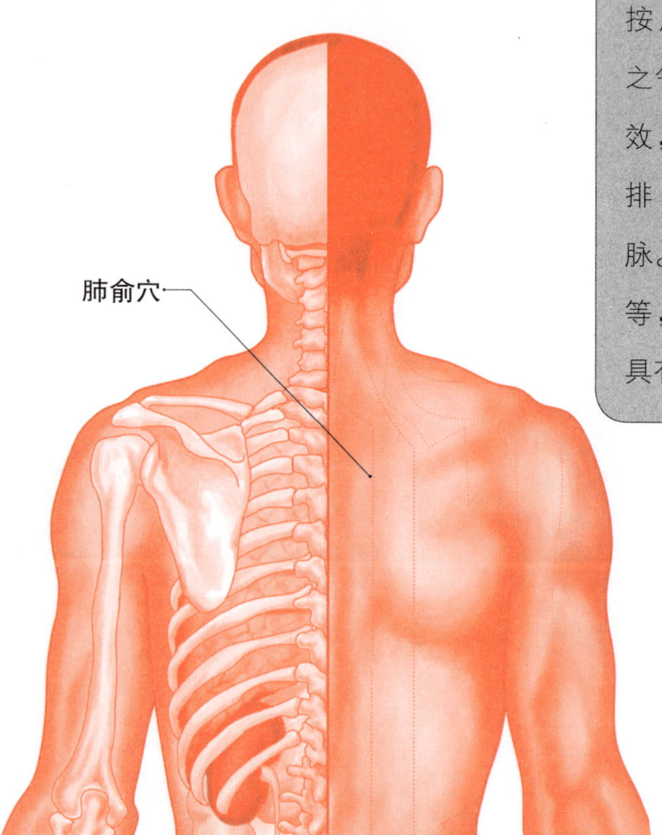

功用

每晚临睡前进行按摩，可以舒畅胸中之气，有健肺养肺之功效，有助于体内浊痰的排出，且可通脊背经脉。可止痰、去除雀斑等，对肺炎、肺结核等具有明显疗效。

按摩方法

取穴时，采取端坐，两膝自然分开，双手放在大腿上，全身放松。双手握成空心拳，轻叩背部肺俞穴数十下，同时，用掌从两侧背部由下至上轻拍，持续约10分钟。

中府穴

位置：胸前壁的外上方，云门穴下1寸，前正中线旁开6寸，平第1肋间隙处。

功用

可有效改善胸闷胸郁、支气管性哮喘等症状。配复溜穴，可治疗肺阴虚引起的干咳、肺痨等病症。

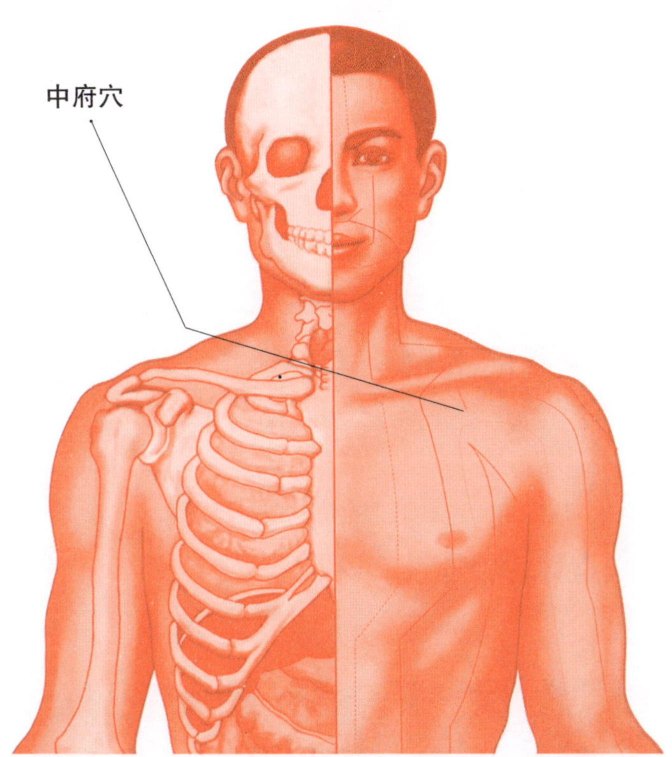

按摩方法

以手指指面或指节向下按压中府穴，并做圈状按摩。

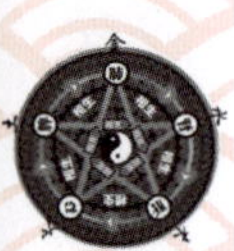

常见肺脏疾病及治疗方法

肺是身体内呼吸系统的中枢，主管呼吸，很多肺脏疾病都表现为呼吸性疾病。而呼吸是一刻也不能停息的，因此我们需要掌握一些肺脏疾病及其治疗方法。

咳嗽

成因分析

咳嗽的病因是多种多样的，或是由于受凉，或是由于过敏。但无论是哪种原因，都是源于呼吸系统气流不顺。

对症施治

治疗咳嗽，关键是理气。

日常保健

对于偶尔的咳嗽，可以喝一些止咳糖浆，或者喝一些白开水。

食疗法

将白萝卜切成小丁，放入干燥、干净的容器中，并放入蜂蜜，再把容器盖紧；3天后，待白萝卜的水分与蜂蜜结合后，将结合物加温开水饮用，可有效治疗咳嗽。也可以将金橘加热，待橘皮变色后，晾凉或剥皮取汁饮用，对咳嗽也有很好的疗效。

成因分析

中医认为，肺、脾、肾的功能不足，会导致体内的津液凝聚，形成“宿痰”，潜藏在肺里。一旦有外邪入侵、疲劳过度或者饮食不当等情况发生，“宿痰”便一涌而出，阻塞我们的肺气，这就是哮喘。如果哮喘患者的肺功能不好，还会形成血淤。哮喘与痰淤相互纠结，使得哮喘反复发作。因此，肺脾肾三脏气血失调、经络淤阻是哮喘反复发作的主要原因。

对症施治

治疗哮喘，主要是调和肺、脾、肾三脏的气血。哮喘分为热哮和寒哮两种，热哮当清热祛痰，寒哮当温化散痰。

（1）按摩治疗哮喘是应急之法。按揉位于食指、中指分叉处的手掌上约1厘米处的咳喘点，可减轻哮喘。如果配合点按三间穴和肺俞穴，效果更佳。也可以用艾条来灸，待感到烫时，移开艾条，隔一会儿再灸一次，直到哮喘症状减轻。

（2）哮喘发作时，最好用药物治疗。对于热哮，可服用止咳定喘口服液；对于寒哮，可服用射干麻黄丸。

感冒

成因分析

中医认为，在不同季节，人体都会受到外部致病因素的损害，造成阻塞经络，使得气血流通不畅，降低人体抵御疾病的能力，最终引发感冒。一般来说，这些致病因素包括春季的风热、夏季的暑湿、秋天的燥气和冬天的寒气等。

对症施治

感冒虽是一种最常见的病，但它能引发更严重的疾病，一定要认真对待。尽量要抓住感冒刚发生的12小时，这个时间是治疗感冒的最佳时机。治疗感冒以驱热散寒为主，目的是让气血畅通。另外，感冒又分为风热感冒和风寒感冒两种，要辨证施治。

食疗法

（1）对于风性感冒，以散热、驱热邪为主，可以吃桑菊颗粒或银翘片；对于风寒感冒，以散寒、驱邪气为主，可以喝姜汤或辣椒汤。

（2）罗汉果和苏叶是预防、治疗一般感冒的佳品。尤以罗汉果的效果最好，因为罗汉果性味甘凉，无毒，具有清热凉血、生津止咳、滑肠排毒、润肺化痰的功效，且不伤人。罗汉果和苏叶都可以用来泡饮，而且苏叶水还可以用来泡脚。

（3）取生姜和葱白适量，捣烂成泥，用纱布包裹起来，蘸上热白酒，先擦前额和太阳穴，再擦脊椎两侧，最后擦肘窝和腘窝，以身体微微出汗为宜。

鼻炎

成因分析

中医认为，鼻炎是由于肺气虚弱，浊气无法下降，清气不能上升，寒气侵入，从而伤害肺脏引起的。总而言之，肺气不能升降通畅，鼻子得不到肺气的温煦，就会引起鼻炎。

对症施治

鼻炎一般会引起鼻塞、头痛，造成精神不集中、记忆力下降、工作效率低下，甚至引发高血压和心脏病等病症，千万不可小觑。治疗鼻炎，必须要保证鼻子的畅通，归根结底是保证肺气的运行通畅。另外，鼻炎是一种慢性病，需要长期坚持施治。

按摩法

按摩迎香穴。按摩之前，要将两手的食指外侧互相摩擦，直至有热感；然后用食指外侧沿鼻翼两侧由上至下进行按摩，以鼻子微微发热为宜；再对迎香穴进行按摩，以15~20次为宜，每天坚持做3~4遍，可预防和治疗鼻炎。

食疗法

取5克辛夷花与100克大米，一同放入锅中熬煮。经常食用，可以有效缓解鼻炎症状。这是因为辛夷花性味辛温，可散风寒、通鼻窍。

第四章

肝脏养生法

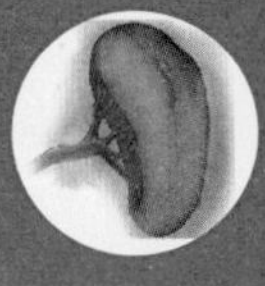
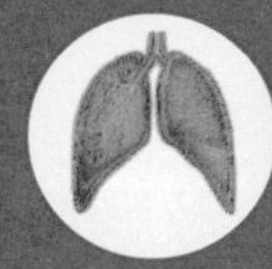
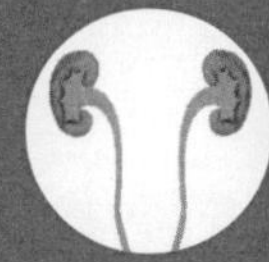

- 认识我们的肝脏
- 排除毒素，清肺护肺
- 合理膳食，补肝养肝
- 常见肝脏疾病及治疗方法
- 肝脏健康自我检测
- 科学生活，调肝养肝
- 按摩穴位，保肝护肝

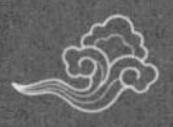

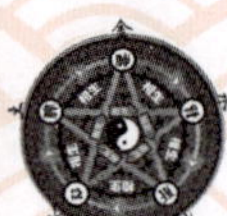

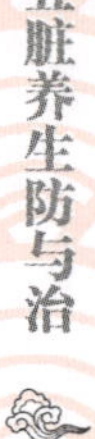

认识我们的肝脏

肝位于腹部膈膜右下，左右分叶，颜色紫红。肝五行属木，五志在怒，五方居东，肝气旺于春季，与风、酸味、青色等有着内在的必然联系。肝与胆、目、筋、爪等构成“肝系统”。肝具有以下几方面功能：

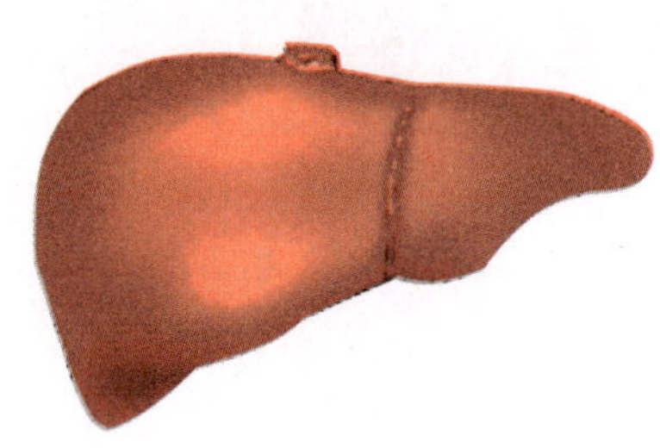

肝主疏泄

1. 对气、血、水的疏泄调节。肝系统是一个气机的阀门，负责对人体的经络、气血、津液、营卫之气的疏通、升发与宣泄。肝气调畅，人体便会经络通利，气血调和，五脏六腑运作正常。反之，肝气淤滞，全身气机便会停滞，胸闷腹胀。人们一生气，胸前就常常如同堵了一块大石头，有些疾病就是这样气出来的。

2. 对情志的疏泄调节。“肝主谋略”，人体的思维情志受到肝系统的影响。肝气舒畅条达的人，既不抑郁，也不亢奋，心平气和，思维敏捷；肝气疏泄不及的人，抑郁寡欢，多愁善感；而肝气疏泄太过的人，烦躁易怒，失眠多梦，现代人动辄怒发冲冠，便是肝系统功能失调的征兆。

肝主藏血

肝脏有“血海”之称，其所储藏的血液，一部分用于滋养肝脏自身，另一部分用于调节全身血量。人体脏器的血液需求量是动态变化的，如人在吃饭时，血液流向脾胃；人在思考时，血液流向大脑；人在跑步时，血液流向全身各部分，尤其是肌肉；人在休息时，血液重新归藏于肝。如果肝气不足，不能统血，则会导致体内出血的症状。如果人体肝血亏虚，表现在目，眼睛干涩头晕，甚至于夜盲；表现在筋，筋脉屈伸无力，肢体麻木。对于女性而言，肝血不足，月经量就会减少，甚至于闭经。

肝的解毒免疫

肝脏既然是负责全身血液储藏和输送的“将军”，其所具有的解毒免疫功能便显得尤为重要，中医因此将其列为免疫系统的主管脏器。肝脏解毒免疫方

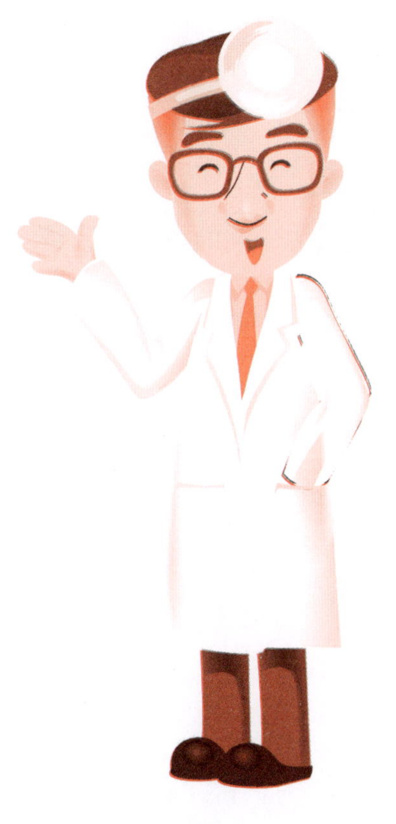

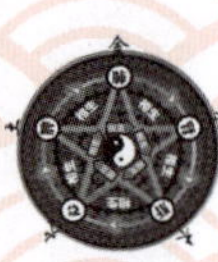

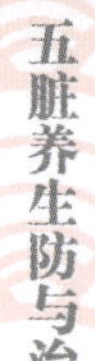

式主要有以下四种：

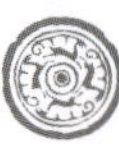

肝脏解毒免疫方式

①	通过在肝脏内氧化、还原、分解、结合和脱氧作用，免疫解毒。
②	通过胆汁的分泌，将一些重金属如汞，还有来自肠道的细菌排出体外。
③	通过储存糖原，参与蛋白质、脂肪、维生素的代谢，不断为身体储存营养。
④	通过吞噬各种有害物质，直接对人体进行防御。

肝是将军，其主要工作不是领兵打仗，而是运筹帷幄。因此，人的聪明才智是否能发挥出来，要看自己的肝气、肝血是否充足。若充足，则做事踏实、稳重；若不足，则容易动怒、烦躁。

需要特别指出的是，肝主升发，而春季是万物萌发的季节，春季养生，重在养肝。

肝脏健康自我检测

肝是身体的重要器官，与人的聪明才智、谋略胆识、视力好坏、脾气心情、饮食消化、男女生殖等问题密切相关。因此，想要身体健康，就必须保证肝的气血充足。而要做到这一点，就要注意身上的细微变化，及时发现肝脏问题。

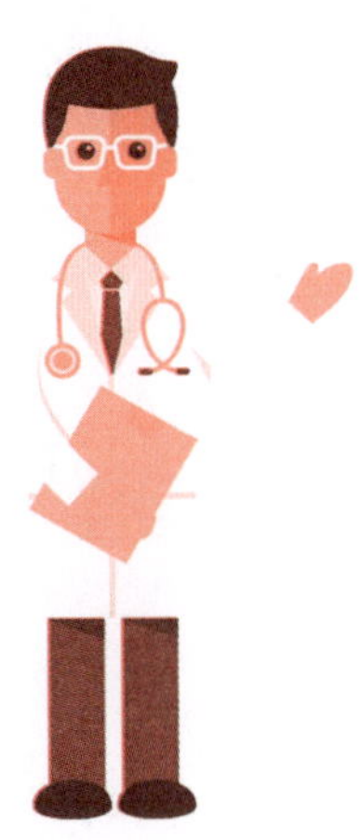

身体健康，要注意身上的细微变化

①	两边肋骨下面隐隐作痛，是由肝气郁结导致的。
②	眼睛视力模糊，是因为肝血不足。
③	脾气暴躁，无缘无故发火，是由于肝气受阻。
④	早上起来口苦口干，表示肝气疏泄失常。
⑤	男女生殖器方面的一些问题，也直接与肝相关，比如男性的阳痿。
⑥	出现白眼球发黄等症状，表示有胆结石或黄疸病等疾病，源于肝气郁结或肝气受阻。

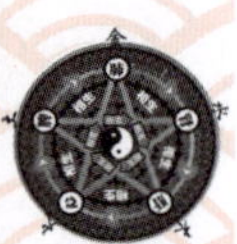

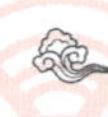

如果有下列情形，则表明肝部已经出现损伤

①	经常便秘或腹泻。
②	只要吃肥肉，就会觉得恶心，而且大便颜色变浅。
③	皮肤表面容易长痤疮等皮肤问题。
④	经常肌肉酸痛，尤其是位于颈部与肩膀之间的肌肉。
⑤	眼睛内侧或耳朵周围时常感到偏头痛。
⑥	肩胛骨之间或偏右经常感到酸痛。

总而言之，肝一旦出现问题，都会在我们的日常生活细节上有所表现。

排除毒素，清肝护肝

适当进行体育运动

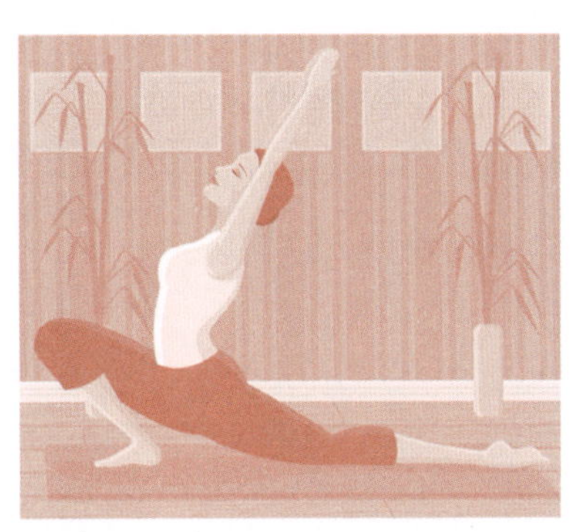

中医认为，通则无病。适当的体育运动，如瑜伽运动等，可以使肝脏等解毒器官感觉到压力，从而改善器官的紧张状态，有助于促进血液循环，加快排毒。如果经常静止不动，排毒管道就容易堵塞，久而久之便会生病。

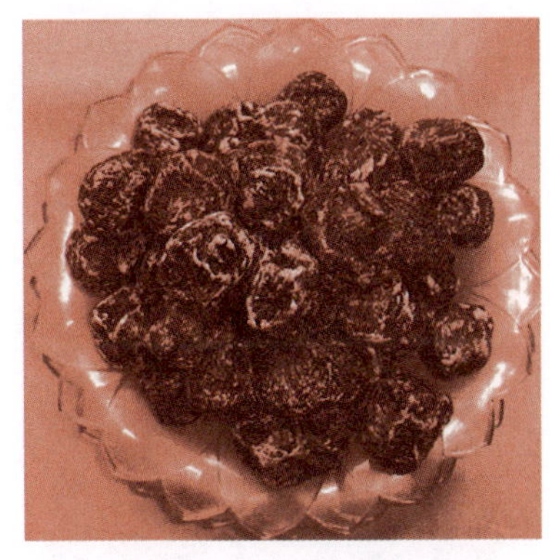

多吃酸味食物

酸味入肝经，如食醋、山楂、乌梅等都具有很好的解毒功能，可以补润肝经。

科学补充氨基酸

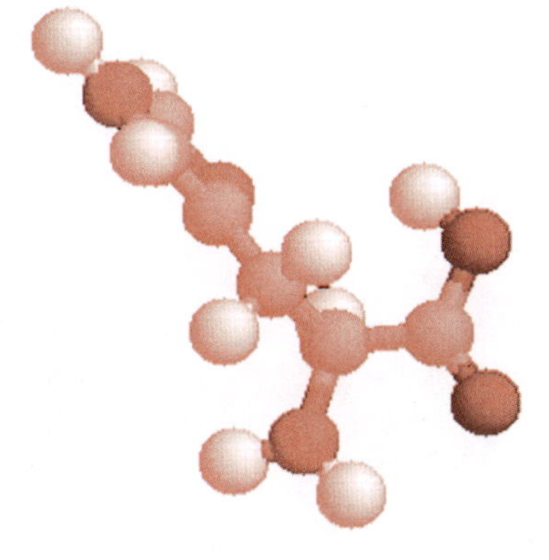

氨基酸是蛋白质的基本单位，如果人体缺乏，可导致生理功能异常，影响抗体代谢的正常进行，最终导致疾病。因此，对于酒精肝、脂肪肝、肝硬化、肝脏损伤等各种肝病患者来说，应当科学地补充人体所需的各种氨基酸。

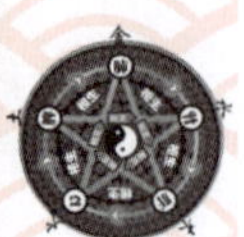

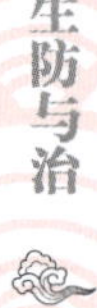

科学生活，调肝养肝

中医认为，肝属木，草木在春季萌发、生长，肝脏的功能在春季也最为活跃。因此，春季养生以养肝护肝为先，注意从春季的饮食、起居、运动和心态等方面着重调理肝脏。

饮食

春季乃阳气升发之时，此时要注意多摄取有助于阳气升发的应季蔬菜粮食，避免食用妨碍阳气升发的食品。

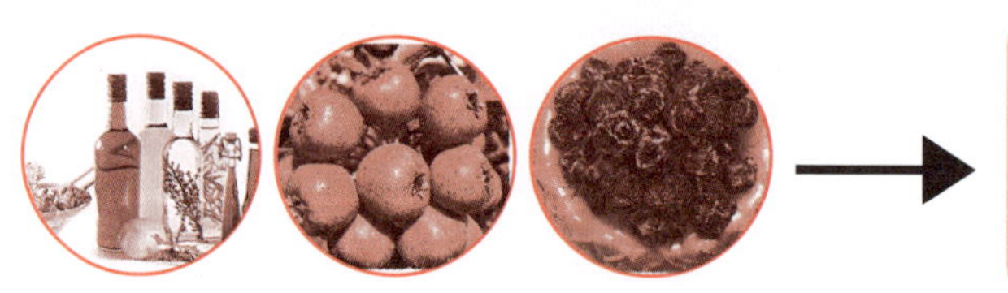

宜多吃酸性食物，如食醋、山楂、乌梅等，以收敛约束过于亢盛的阳气，养肝、护肝。

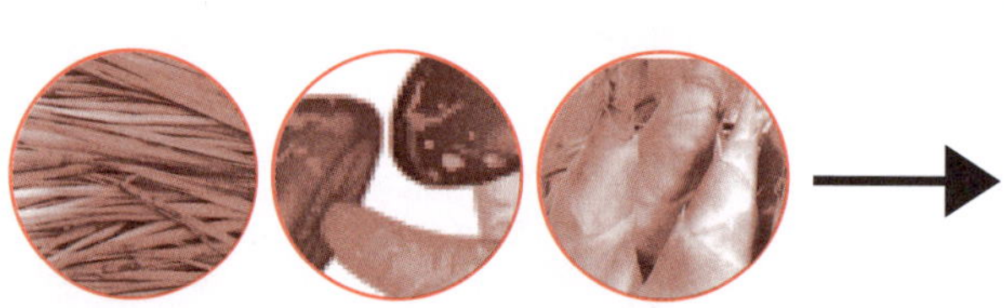

宜多吃时鲜果蔬，如荠菜、韭菜、香椿头、枸杞苗、樱桃、春笋、金针菇、蘑菇、荆芥等，以帮助肝气疏泄，阳气升发。

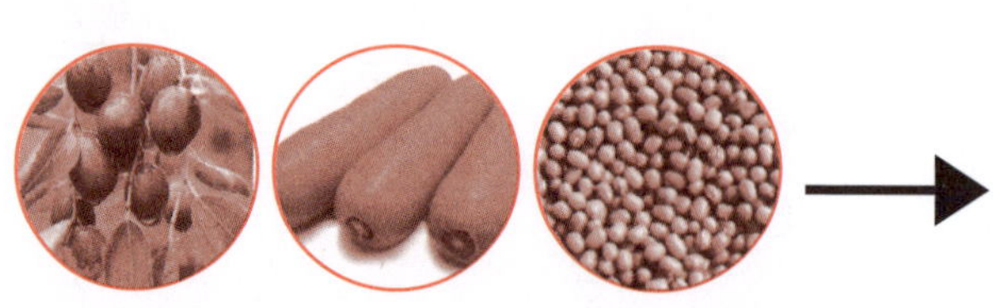

宜多吃保肝的大枣、蜂蜜、胡萝卜、香菇等，以及促进排毒的绿豆、洋葱、黑木耳、西蓝花、海带等，以减轻肝脏的负担。

起居

《黄帝内经·素问》中有这样的记载："春三月，此谓发陈，天地俱生，万物以荣。夜卧早起，广步于庭，被发缓形，以使志生，生而勿杀，予而勿夺，赏而勿罚，此春气之应，养生之道也。"这段话告诉我们，春季养肝，在日常起居方面应注意以下几方面：

春季养肝，在起居方面应注意以下几方面

①	适当"春捂"，做好保暖，以利于阳气的升发。
②	早睡早起，睡好子午觉（即每天11:00–13:00的午觉和每天23:00–次日1:00的晚觉），以利于肝气的升发，以防春困。
③	当有困意时，闭上眼睛，让肝得到充分的休息，让全身的气血回归于肝，给肝充电。
④	早上起床的时候，伸伸懒腰，让肝部的血液在全身发散开来。
⑤	增加房间的空气流动，或增加出外踏春的次数，呼出浊气，吸入清新的空气。

运动

春季运动应以形体伸展为主，宜采用抻拉、牵引的方式，令颈椎、肩关节、膝关节、肘关节等舒展开来，变得柔韧、灵活。

除此以外，还可以进行一些温和性运动，如散步、慢跑、游泳、太极拳、骑自行车等有氧运动，时间以一小时左右为宜。

心态

中医认为，怒伤肝，肝喜疏恶郁，无论是情绪抑郁，还是暴躁激动，均

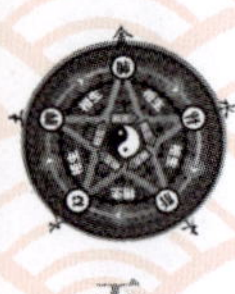

易导致肝脏气血淤滞不畅而成疾。因此，人们要学会制怒，尽力做到心平气和、乐观开朗，熄灭肝火，使肝气正常升发、顺调。

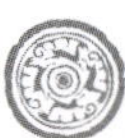

春季运动应以形体伸展为主

①	下蹲压腿：向前绷直、绷紧脚尖，绷直小腿肚子和腘窝（即膝盖正后方的菱形凹陷），下压。
②	活动脊柱：双腿并拢、绷直，尽力弯腰低头若干次，然后再尽力向后仰若干次，如此反复。

合理膳食，补肝养肝

中医认为，肝是多气多血的脏腑，丰富的营养物质是保证肝脏健康的重要条件。就养生而言，养肝要多吃青色食品，多吃酸性食物，多吃动物肝脏等。

果蔬

苹果：润肠、生津止渴、健脾益胃、止泻、解暑、醒酒。

山楂：性微温，味酸、甘，消食健胃、活血化淤、收敛止痢。

乌梅：别名酸梅、黄仔、合汉梅、干枝梅，味酸、涩，性平，含多种有机酸，有改善肝脏功能的作用。

坚果：如核桃仁、开心果，疏肝理气、缓解焦虑。

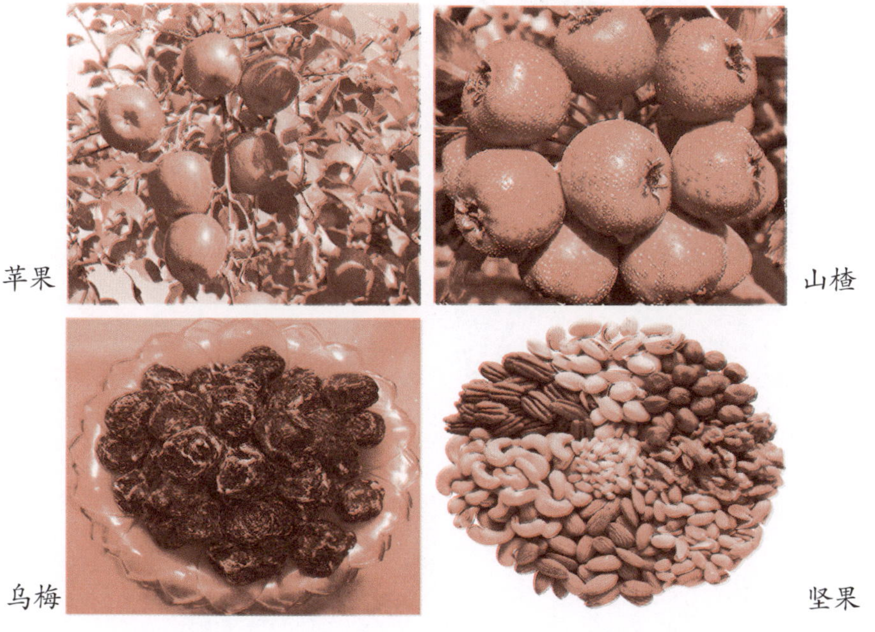

苹果　山楂　乌梅　坚果

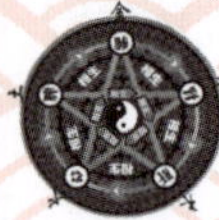

饮茶

菊花、绿茶、蜂蜜、枸杞等都可以泡茶养肝。

菊花：性凉味甘，散风清热，益肝明目。

绿茶：含有许多解毒因子，易与血液中有毒物质相结合，并加速其从小便排出。

蜂蜜：滋补五脏，润肠通便。

枸杞：性味甘平，能够滋补肝肾、益精明目和养血，增强人们的免疫力。

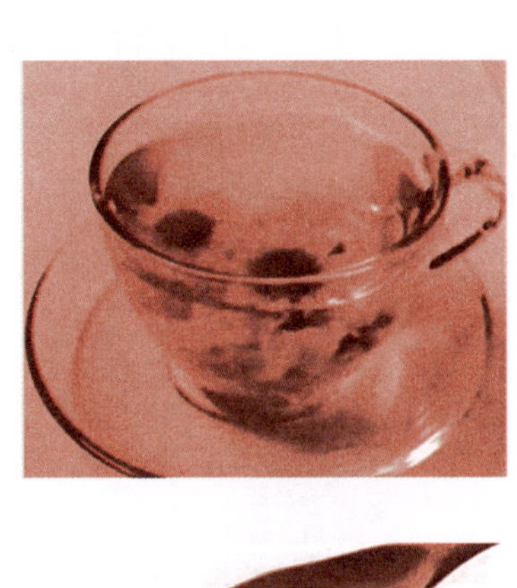

菊花

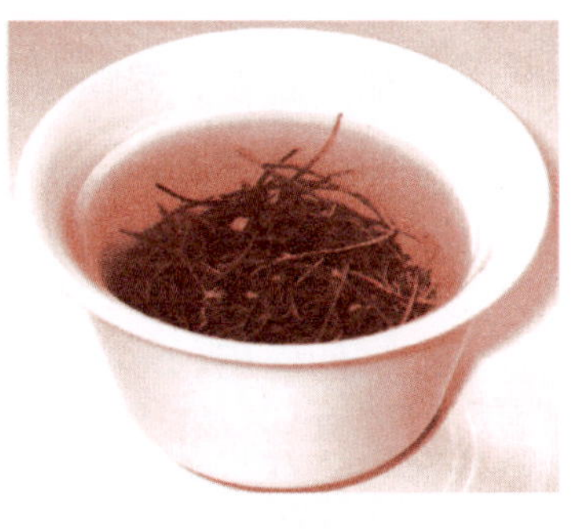

绿茶

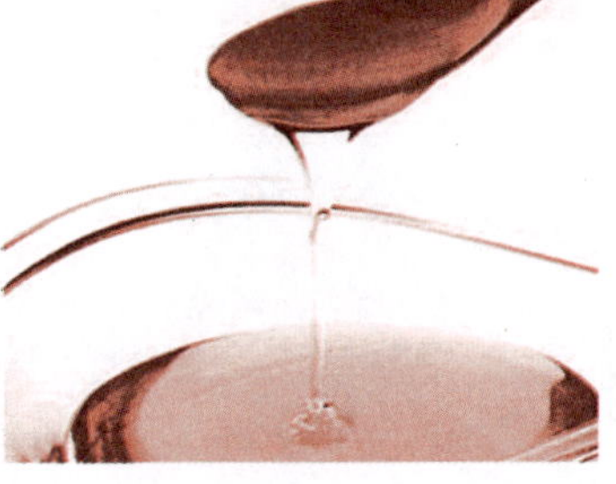

蜂蜜

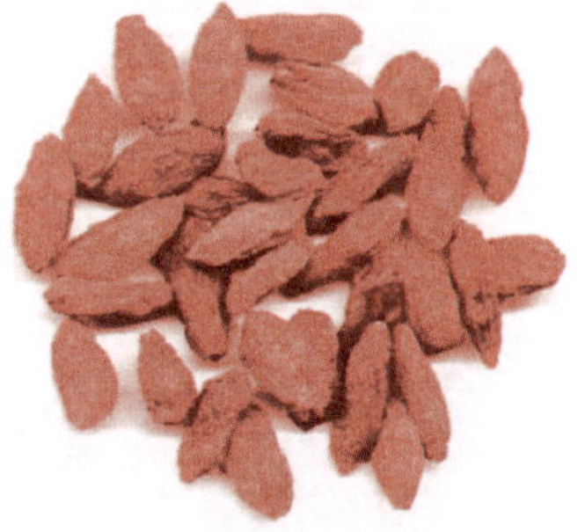

枸杞

枸杞猪肝粥

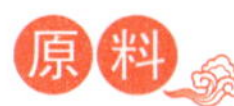

枸杞子10克，猪肝(或其他动物的肝脏)50克，大米100克，香菜10克，葱姜及调料少许。

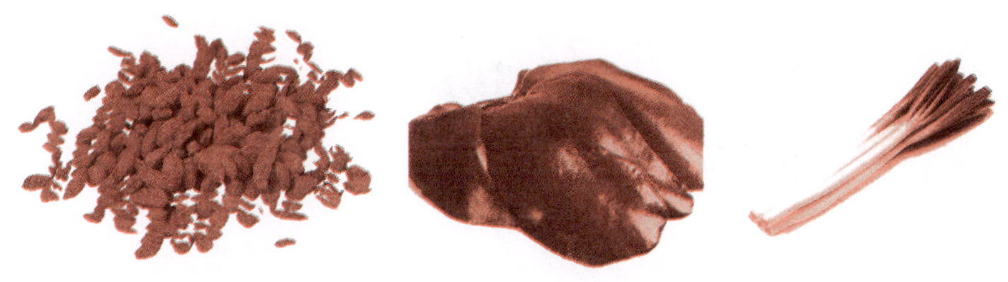

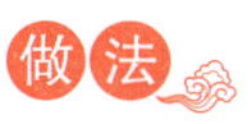

将枸杞子和猪肝洗净切碎，加入大米，再加适量水，同煮为粥，待出锅前放入香菜及葱姜及调料等食用。

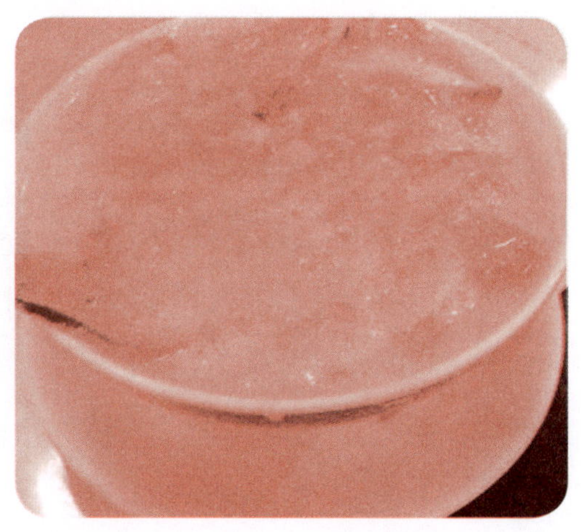

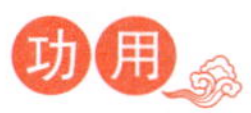

具有滋补肝肾、养肝明目的功效，适用于肝肾阴虚、视物昏花及夜盲症患者食用。

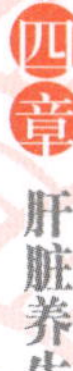

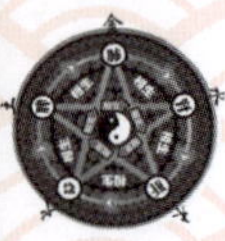

猪肝拌菠菜

原料

生猪肝100克，菠菜200克，发好的海米15克，香菜、精盐、味精、酱油、醋、蒜泥、芝麻油适量。

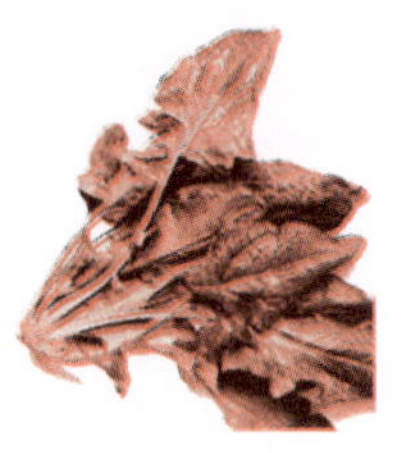
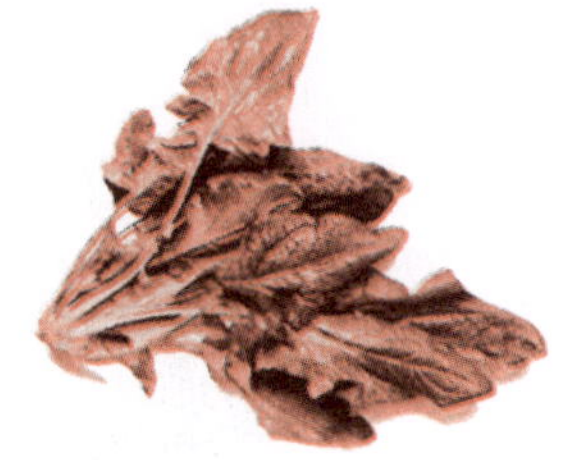
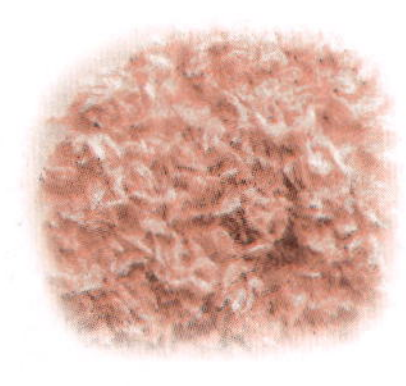

做法

将生猪肝切成薄片，用沸水汆半生，捞出后过凉，控净水分。将菠菜洗净，切成2厘米长的段，放入沸水中焯一下，再放入冷水过凉，控净水分。将香菜切成2厘米长的段。把菠菜放入盆内，上面放肝片、香菜段、海米，然后用精盐、味精、酱油、醋、芝麻油、蒜泥兑好汁，浇上即可。

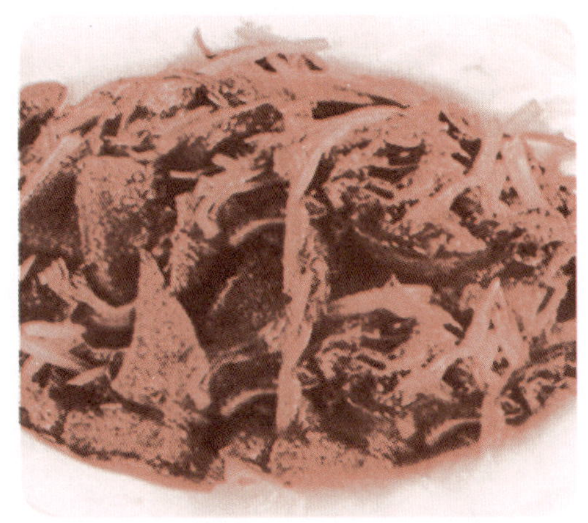

功用

具有滋补肝肾的功效，对于肝气亏虚的人来说，是一道不错的佳品。

丹参黄豆汤

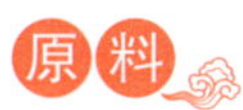

丹参10克，黄豆50克，蜂蜜适量。

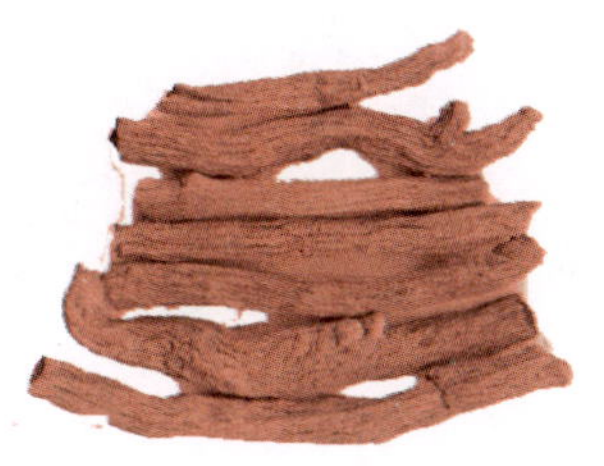

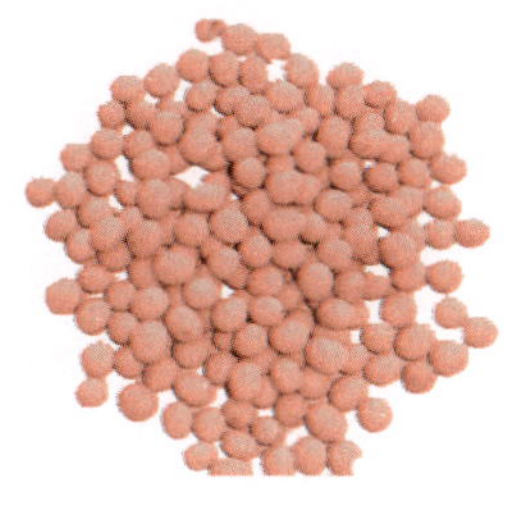

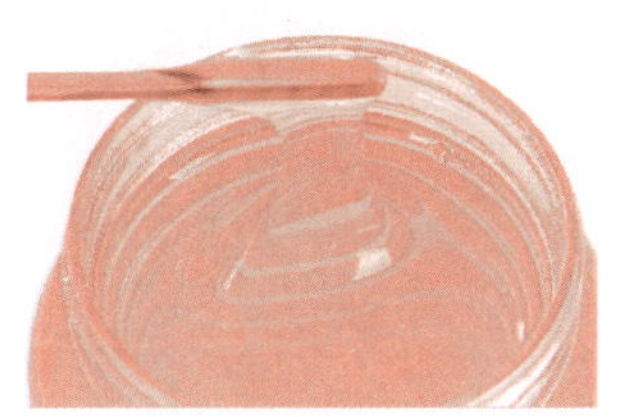

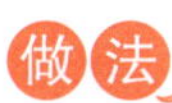

丹参洗净放砂锅中，黄豆洗净用凉水浸泡1小时，捞出倒入锅内加水适量煲汤，至黄豆熟烂，拣出丹参，加蜂蜜调味即可食用。

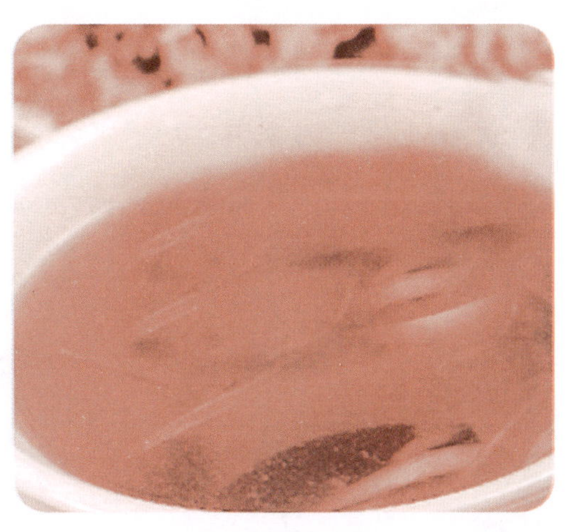

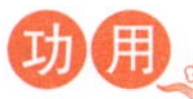

补虚养肝，活血祛淤。适用于慢性肝炎、肝脏肿大者调补。

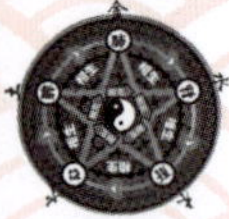

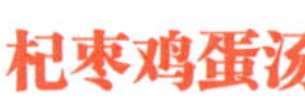

杞枣鸡蛋汤

原料

枸杞子30克，红枣10枚，鸡蛋2枚。

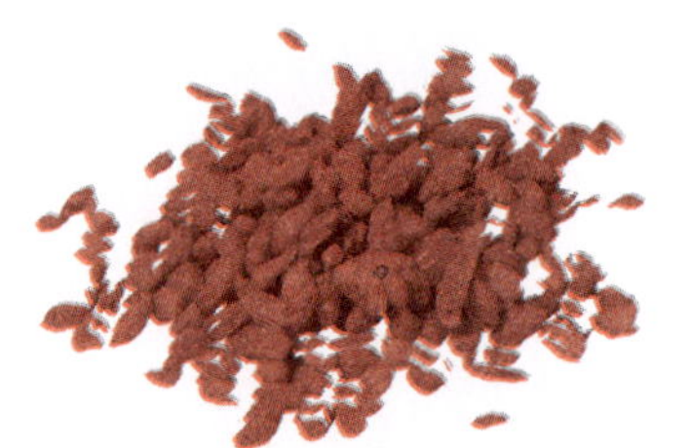

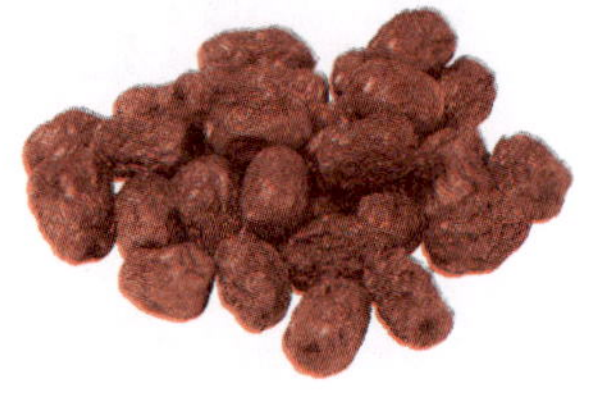

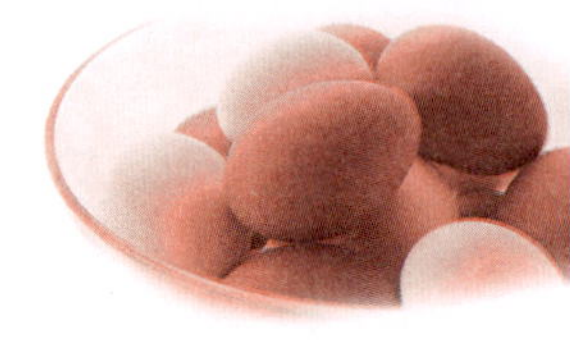

做法

枸杞子洗净沥干，红枣洗净去核，一起放于砂锅中，加清水适量烧开后，加入鸡蛋煮熟，调味即可，分2次食用。

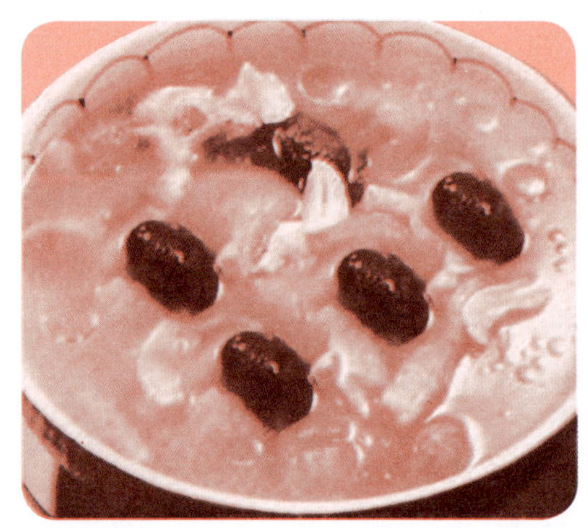

功用

补肝肾、健脾胃、滋阴润燥、养血除烦。适用于肝肾亏损、脾胃虚弱者以及慢性肝炎、肝硬化患者。

芹菜炒豆腐干

原料

芹菜250克，豆腐干300克，葱、姜、蒜及调料适量。

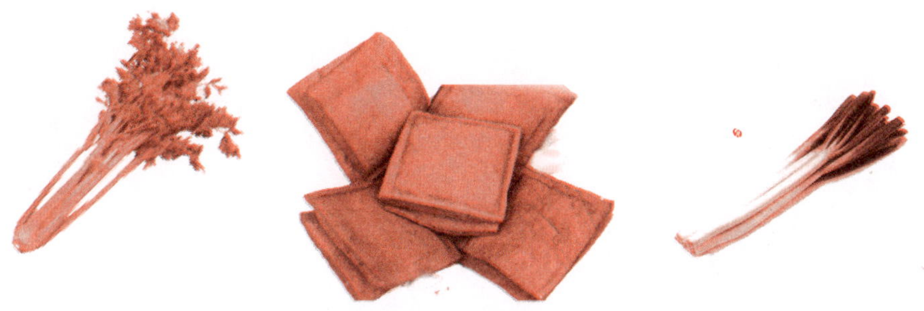

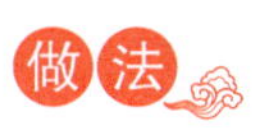

做法

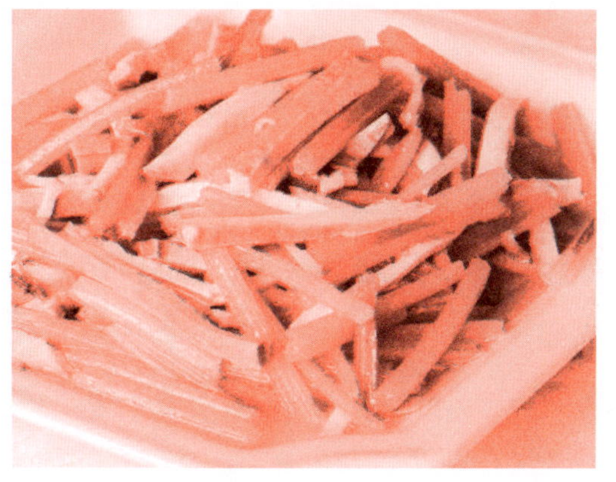

菜洗净切丝，豆腐干切丝，将锅置旺火上，倒入花生油，烧至七成热，下姜、葱、蒜炒出香味后，加入芹菜丝和豆腐干丝翻炒至熟即可食用。

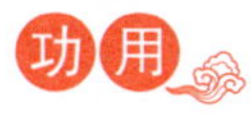

功用

具有清肝降火、降压调脂的功效，适用于高血压和高血脂症患者。

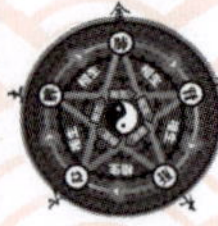

“饭遭殃”

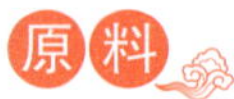

原料

香菜1把，葱1段，小辣椒10个(不喜辣的可以不放，也可以用尖椒)，蒜2瓣，生抽1大匙，糖1匙，盐1匙，香油1大匙，醋1匙，鸡精少许。

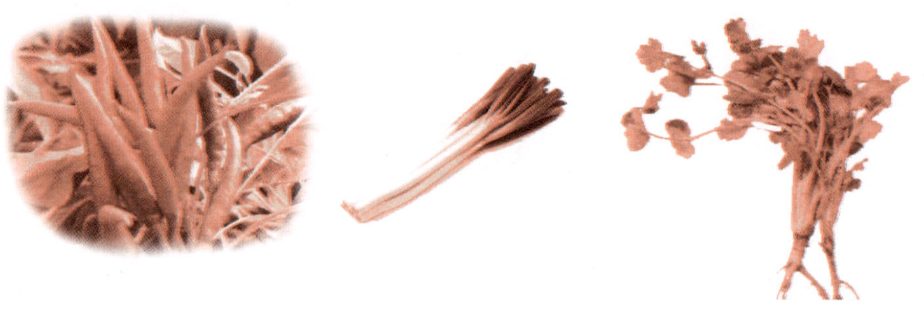

做法

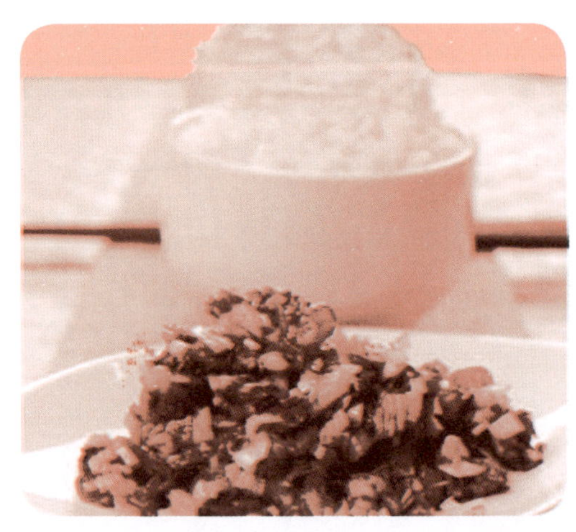

将香菜去根洗净，与其他原料切成碎末以便能调匀，然后搅拌均匀即可。

功用

“饭遭殃”不仅口感好，解油腻，还能温中健胃，补肝益气。需要说明的是，如患者在服用补药或中药中有白术、丹皮时不宜食用香菜。

按摩穴位，保肝护肝

保护肝脏，除了注重饮食，日常的按摩保健也是一种养肝的好方法。比如：中封穴、曲泉穴、行间穴、太冲穴、期门穴、大敦穴、阴陵泉穴等，都是养肝护肝的“大药”，可以让自己的肝气在按揉中得到疏通。

中封穴

位置：人体的足背侧，当足内踝前，商丘穴与解溪穴连线之间，胫骨前肌腱的内侧凹陷处。

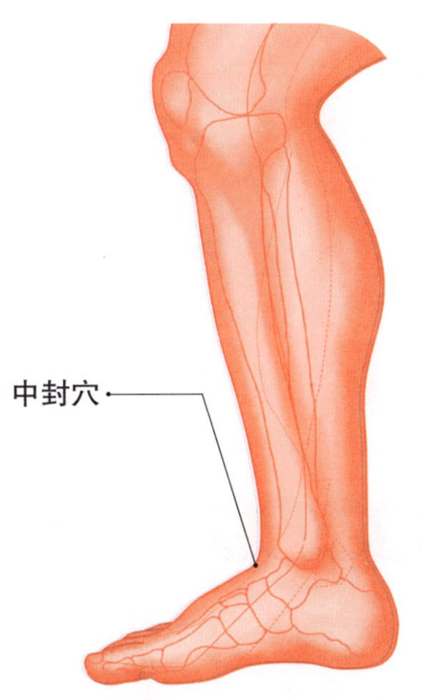

功用

可抑制肝火过旺，利通小便。配胆俞穴、阳陵泉穴、太冲穴、内庭穴，具有泄热舒肝之功效。

按摩方法

盘腿端坐，用左手拇指按压右足中封穴，左揉20次，右揉20次；再用右手拇指按压左足中封穴，左揉20次，右揉20次。

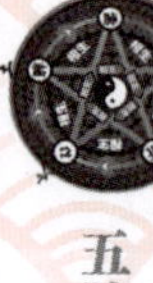

曲泉穴

位置：人体的膝内侧，屈膝，当膝关节内侧端，股骨内侧髁的后缘，半腱肌、半膜肌止端的前缘凹陷处。

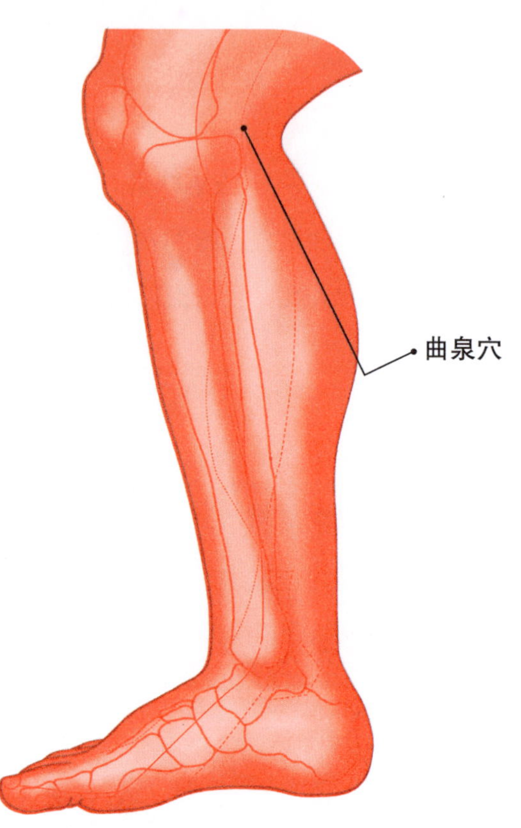

功用

配肝俞穴、肾俞穴、章门穴、商丘穴、太冲穴治肝炎；配复溜穴、肾俞穴、肝俞穴治肝肾阴虚之眩晕、翳障眼病；配归来穴、三阴交穴治肝郁气滞导致的痛经、月经不调。

按摩方法

用拇指取穴，用力按揉多次。

行间穴

位置：在足背侧，第一、二脚趾缝纹端。

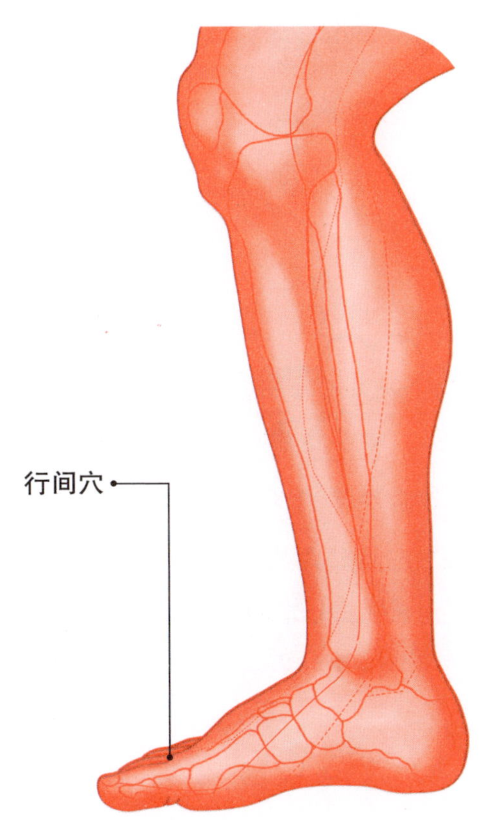

功用

该穴属火，最善治头面之火，如目赤肿痛、面热鼻血、心里烦热、燥咳失眠、酒精性脂肪肝，对生殖器的热症和痛风的脚踝肿痛也很奏效。还可配合太冲穴，用大拇指指尖由太冲穴向行间穴方向压揉，治疗因肝气郁结引起的疾病。

按摩方法

每天2次，向下按压，力度重。

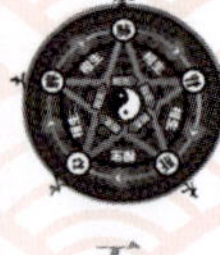

太冲穴

位置：人体足背侧，当第一跖骨间隙的后方凹陷处。

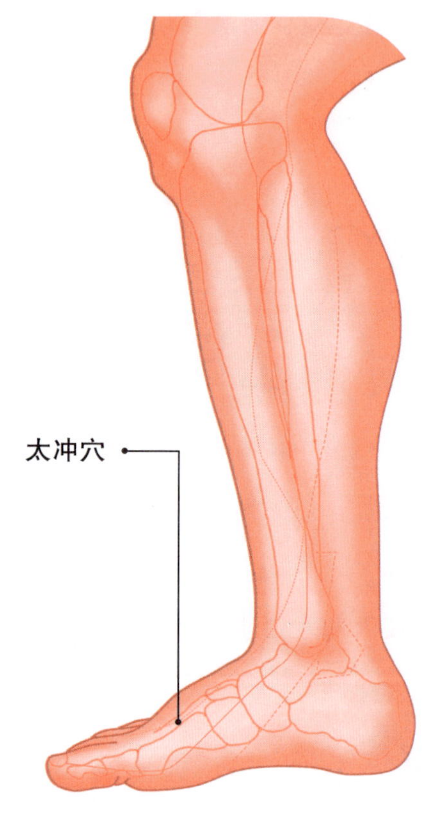

功用

在头昏脑涨时降压爽气；在有气无力时补足血气；在怒发冲冠时泻火入眠；治疗身体虚寒和月经不调等。

按摩方法

盘腿端坐，用左手拇指按右脚太冲穴(脚背第一、二趾骨之间)沿骨缝的间隙按压并前后滑动，做20次。然后，用同样的方法右手按压左脚即可。每天多揉几次，一次揉约2分钟。按摩该穴的时候，可以结合指关节向下稍稍用力，而且位置一定要从太冲穴到行间穴的方向按摩；用人参进行外敷，将切成片的人参放在该穴位上，然后用医用纱布固定。

期门穴

位置：位于胸部，当乳头直下，第6肋间隙，前正中线旁开4寸。

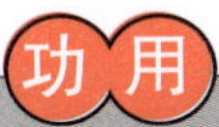

健脾疏肝，理气活血。主治心悸、心痛、心绞痛、肝肿大等病症。

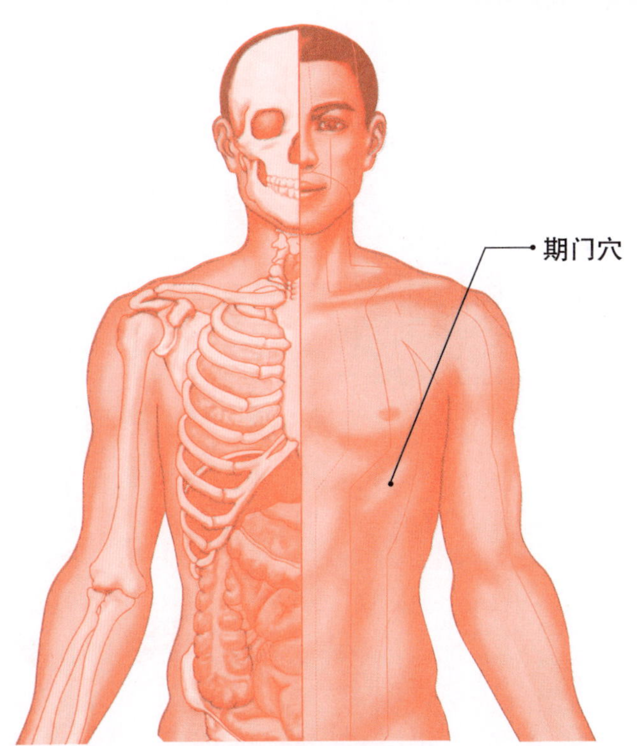

按摩方法

双手沿肋弓有力地按摩搓擦。

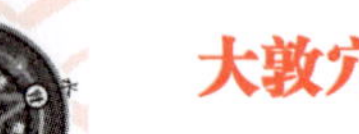

大敦穴

位置： 足大拇趾（靠第二趾一侧）甲根边缘约2毫米处。

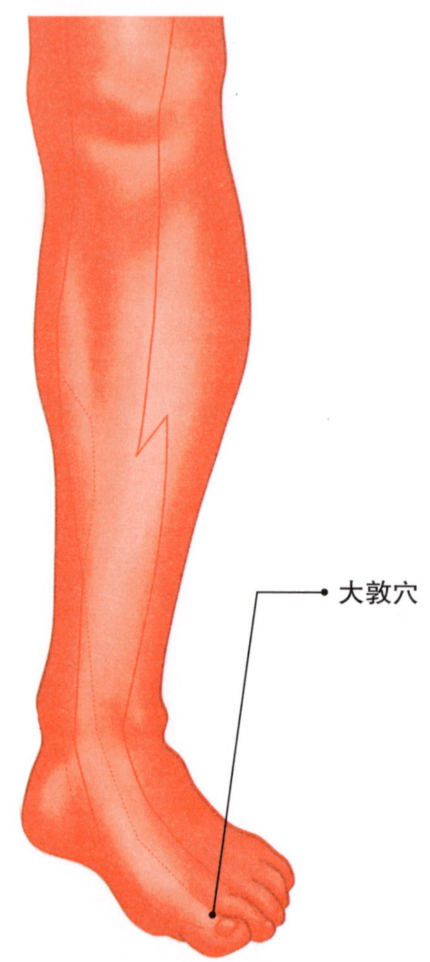

功用

使人体头脑清晰、眼睛明亮，还能缓解因为肝郁所致的焦躁情绪等。

按摩方法

揉压时，盘腿端坐，赤脚，用左手拇指按压右脚大敦穴，左旋按压15次，右旋按压15次。然后用右手按压左脚大敦穴，强压7～8秒，再慢慢吐气，每天就寝前重复10次左右。

阴陵泉穴

位置：小腿内侧，当胫骨内侧髁后下方凹陷处。

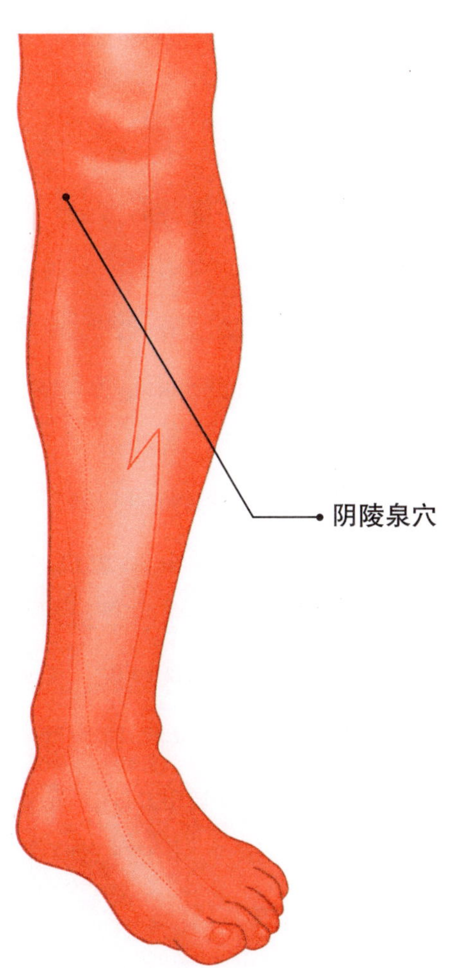

功用

主治膝盖疼痛、晕眩、腰腿痛等。

按摩方法

正坐，将一条腿跷起，放在另一腿膝处。用拇指指尖按压膝盖下方内侧凹陷处1～3分钟。

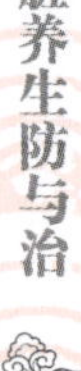

常见肝脏疾病及治疗方法

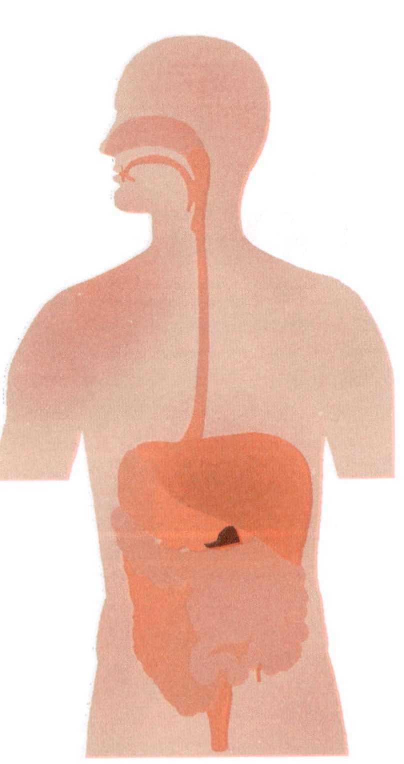

肝是身体中的重要器官之一，它不仅与人的聪明才智、谋略胆识有关，而且与视力好坏、男女生殖等问题也密切相关。肝的气血充足，能够保证身体的健康。一旦肝系统患上疾病，只能是“三分治七分养”，最主要的是想办法打通肝经气血。

在食疗进补方面，通过“以形补形”，即食用动物肝脏，可以益气生血、养肝补虚。这对于身体虚弱，或患有慢性肝病的人很有好处。对于视物昏花、两目干涩，或者患有夜盲症的人，最好在粥里放入一些胡萝卜丁，可以起到补益肝肾、养血明目的效用。

在经络方面，可以按揉太冲、三阴交、曲泉、行间等穴位，每个穴位按揉20下，以穴位有酸、胀感为宜，从而帮助打通肝经的气血运行。

在实际运用中，最好是食疗进补和经络按摩两种方法并用，效果会显现更快。

脂肪肝、酒精肝、肝硬化

成因分析

（1）饮酒过量：肝脏是人体内唯一能代谢酒精的器官，酒精进入肝脏后会被转化为乙醛，乙醛是有毒的。过量饮酒会导致乙醛的过量蓄积，从而损害肝细胞，使肝细胞发生反复的脂肪变性、坏死。

（2）饮食不节：饮食没有节制，会造成脾的运化功能失调，滋生痰液和湿毒，阻滞气的运行，导致气机不畅，最终导致肝功能失常甚至衰竭。

对症施治

日常保健

注意饮酒要适量，可防止脂肪肝、酒精肝和肝硬化等疾病的发生。而患有这些病的人，最好是戒酒，即使是治愈之后，再次饮酒极易引起疾病复发。

食疗法

注意饮食有节有度，合理安排食疗。将鲤鱼、金钱草、车前草和砂仁放在一起熬汤，可以清热解毒、疏肝利胆，缓解酒精肝的症状。

鲤鱼：性平味甘，可以补脾健胃、利水消肿。

金钱草：清热，镇咳，消肿，解毒。

车前草：性寒、味甘，清热明目、清肺化痰。

砂仁：性辛、温，行气调中、开胃止呃。

取葛花10克，山楂10克，陈皮12克，放在一起熬水，取汁服用。

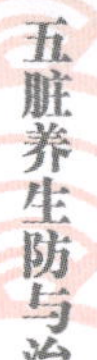

抑郁症

成因分析

中医认为，抑郁症的主要诱因是精神因素。当思虑过度时，忧思会化火，造成肝气郁结，气不通畅，从而使人情绪低落，总是高兴不起来。

对症施治

根据中医理论，治疗抑郁症，主要是疏肝适脾，理气通气，安心养神。

食疗法

尽量多吃小米、大枣、核桃、莲子等，宁心安神、促进睡眠；多吃陈皮、山楂片等，疏肝理气，帮助消化。

按摩法

按揉太冲穴，每天10分钟，可以疏解心中的抑郁之气。

银屑病

成因分析

银屑病，俗称牛皮癣。中医认为，牛皮癣是由于营血亏损、化燥生风，导致肌肤失养。

对症施治

治疗银屑病的根本在于清热解毒，活血、凉血、养血。

日常保健

用蒜泥敷患处。大蒜药性辛温，可行滞、解毒、杀虫。把大蒜捣成蒜泥，敷在患处，用胶布固定，每天换一次新蒜泥。

食疗法

把花生仁、赤小豆、红枣和薏苡仁一起洗净煮粥，早晚分服。四种食材均有养血活血、清热利湿的功效。

按摩法

经常按摩足三里穴，以穴位有针刺一样的酸胀、发热的感觉为宜，可以疏通经络、疏风化湿、扶正祛邪。

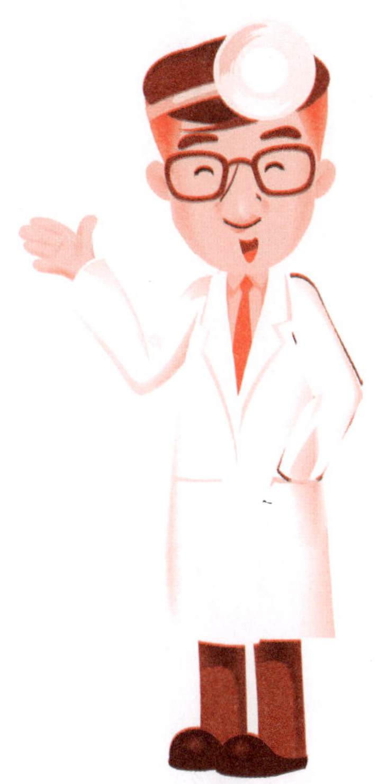

第五章

脾脏养生法

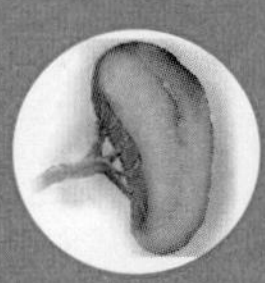
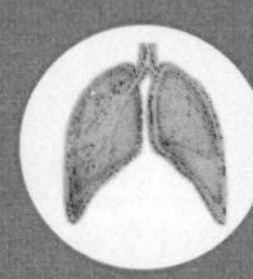
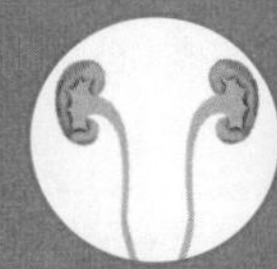

- 认识我们的脾脏
- 排除毒素，清脾护脾
- 合理膳食，补脾养脾
- 常见脾脏疾病及治疗方法
- 脾脏健康自我检测
- 科学生活，调脾养脾
- 按摩穴位，保脾护脾

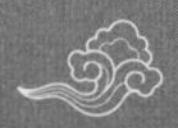

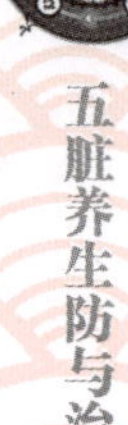

认识我们的脾脏

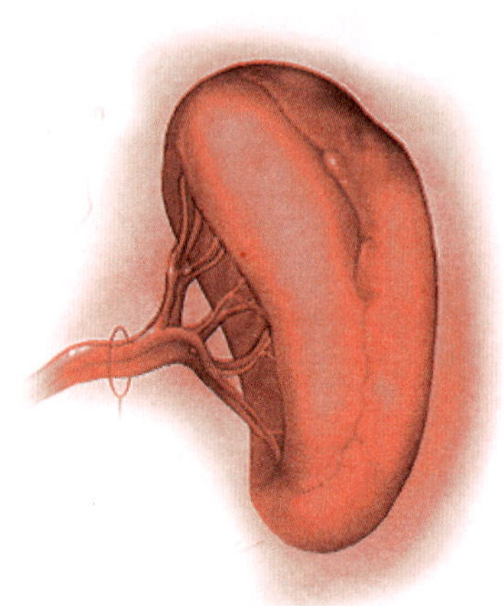

脾脏是人体中最大的淋巴器官，位于腹腔上，膈膜下，在胃的背侧，呈现紫红色；形如刀镰，扁似马蹄。脾五行属土，土能产生甘味，甘味可以滋养脾气，所以脾与湿、甜味、黄色有着内在的必然联系。脾胃是人体的后天之本，与胃、口、唇、肌肉等构成整个“脾系统”。脾脏的功能主要有以下几个方面：

脾主运化

运，即运输，输送；化，即消化，吸收。脾的运化功能不仅涉及水谷，而且涉及水液。因此，脾的运化，是指脾将食物（即水谷）消化为脏器可吸收的营养物质（精微），然后将营养物质输送至全身各组织脏器中。

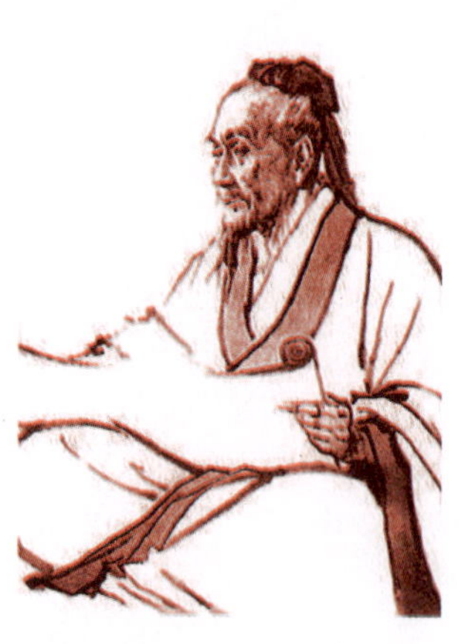

由此来看，如果“脾气健运”，人体的消化功能就强；如果“脾失健运”，人体便容易出现腹胀便溏、食欲缺乏、精神萎靡、气血不足的情况。

脾主生血统血

张景岳说过：“血者水谷之精也，源源而来，而实生化于脾。”也就是说，脾是人体后天之本，是气血的生化之源，是将水谷精微生化为血液的物质基础，具有生血的功能，并统设、控制血液在血管内运行。正因为如此，脾气健运，血液充足；脾失健运，则指甲、舌、唇、面淡白，血虚，头晕眼花。

脾主肌肉

肌肉、脂肪与皮下组织是由水谷精微来补充营养的，而脾胃是气血生化之源。因此，脾气足，心肌结实；脾气弱，心肌乏力，泵血不足，长此下去，患心脏病的可能性大大增加。

开窍于口

整个口腔（唇、舌、腭等）为脾之窍，因此人的食欲、口味与脾息息相关。再比如肾主骨，发为血之余，齿为骨之余；脾主肌肉，牙龈肌肉包裹着牙齿。水来土屯，脾土克肾水，牙龈肌肉紧致，牙齿就不会松动；相反，脾土克不住肾水，牙龈肌肉松弛，你的牙齿就会七倒八歪。

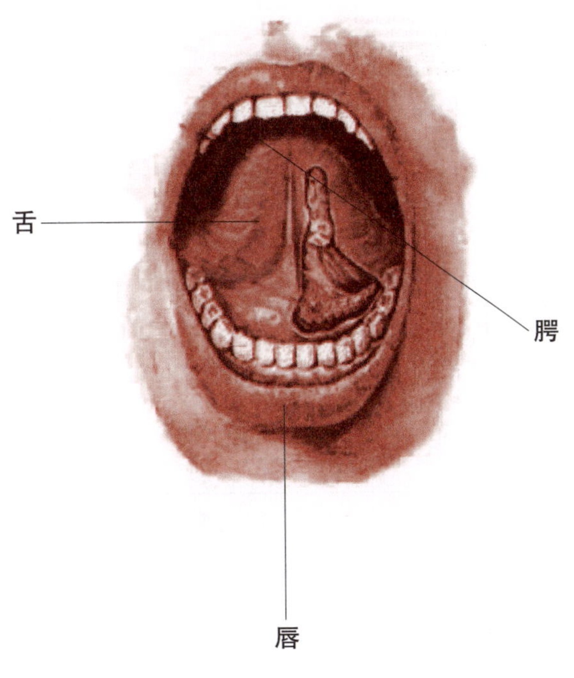

就养生而言，脾胃是后天之本，四季均要重视脾脏养生。

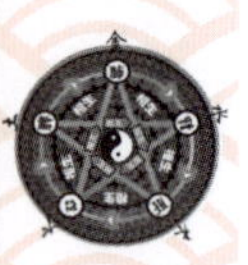

脾脏健康自我检测

中医认为，脾主运化，脾脏出现问题，具体表现如下：

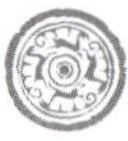

自我检测法

①	双肩同时感觉不舒服，脖子僵硬。
②	便秘，排便困难；或者腹泻，胃肠胀气。
③	食欲减退，胸部有压迫感，体力逐渐减弱，肌肉消瘦。
④	咽部不舒服，脖子两侧胀痛，有时这种感觉会蔓延到肩膀和手臂外侧。
⑤	经常感觉口干、口苦。
⑥	容易鼻塞、流鼻涕。
⑦	感觉身体不舒服，无法提重的东西。
⑧	面部长色斑。

排除毒素，清脾护脾

饭后百步走

谚语所说的“饭后百步走，活到九十九”是有一定道理的。脾脏的最佳排毒时间在饭后，饭后出外走一走，有助于脾脏毒素的排除。

多吃甜味、黄色食物

中医认为，甜味入脾经，黄色入脾经。因此，多进食黄色食物，如玉米、小麦、荞麦、莲子等，在饭后1小时左右吃一点水果，有助于健脾、排毒。

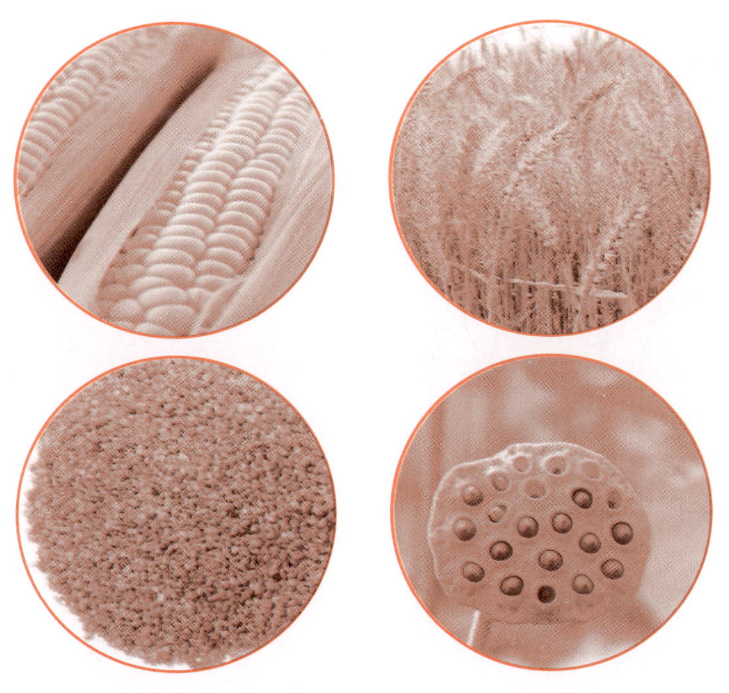

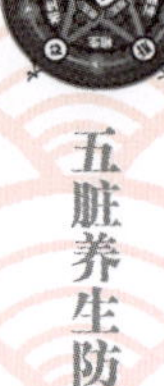

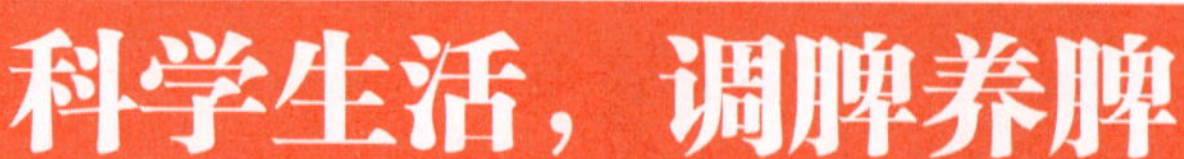

科学生活，调脾养脾

饮食

三餐要有一定的规律，做到定时定量。早餐一定要吃，即使是过了早餐时间；对于脾弱的人，午餐可以提前到11点进行；晚餐要少吃，吃半饱即可，且不要拖到晚上8点以后。

多吃黄色和甜味食品，但甜味食物的摄入量要适度，如果过度摄入甜味食物，也会损及脾脏，伤及肌肉。

不可吃冷米饭，因为米饭性偏寒，若凉着吃，会使寒气凝聚脾胃，影响消化。

起居

注意腹部保暖，起到脾胃避寒的作用，有利于养脾。

要“夜卧早起”，否则，将损伤消化系统，导致胃酸胃胀。

运动

脾主肌肉，锻炼也应将有氧运动和无氧运动结合起来，并适当辅以器械训练，以强壮四肢肌肉，增强体内

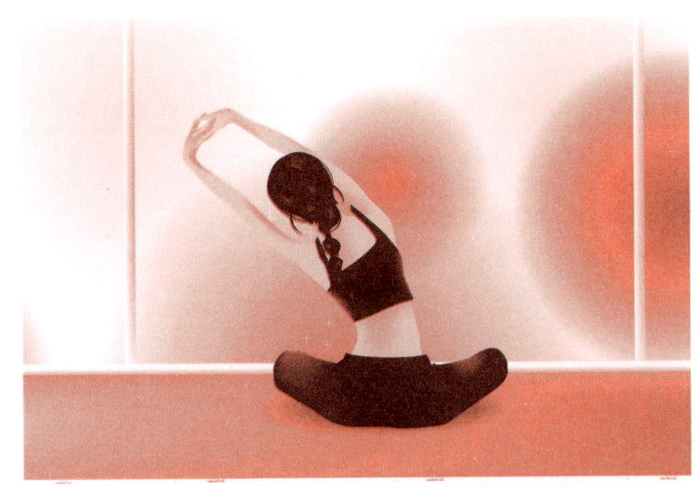

能量代谢，最终将富余能量消耗干净。人们进行锻炼时，要遵循持之以恒、循序渐进的原则，多拉伸肢体，多活动脚趾，保持体内气血通畅，阴阳平衡。

心态

思伤脾，过度的思虑会对脾脏造成伤害。为了避免思虑过度，我们应适当控制这种情绪，或通过进行户外活动等形式，转移这种情绪。

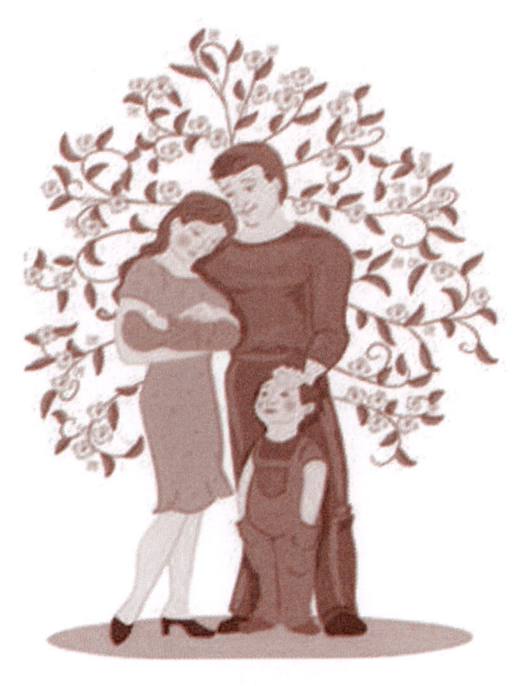

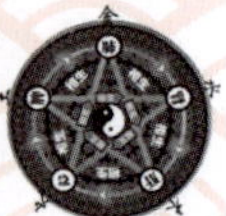

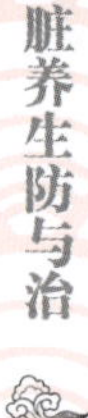

合理膳食，补脾养脾

中医认为，甜味和黄色食物属土入脾经，补脾宜食味甘和黄色的食物，有助于健脾健胃，促进消化。健脾食补的最好载体是粥和汤水，宜用炖和蒸的方法进行烹制。另外，要注意少吃盐，少吃酸性食物，因为盐和酸性食物会助湿生湿，不利于脾胃运行。

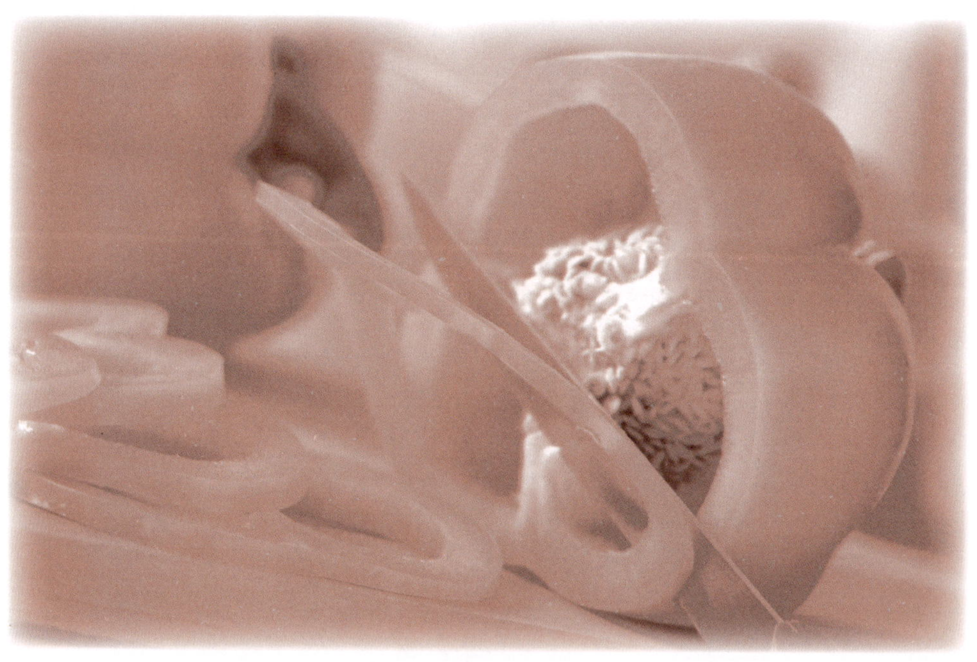

地三鲜

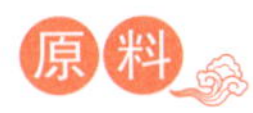

土豆、五彩椒、茄子、淀粉、葱、姜、蒜、酱油、盐。

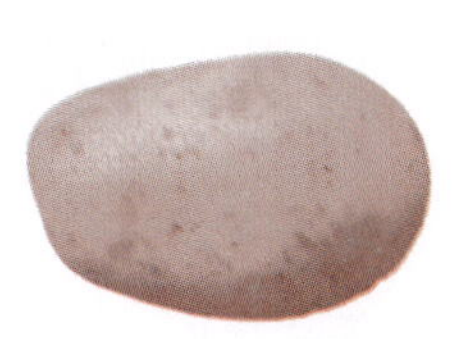

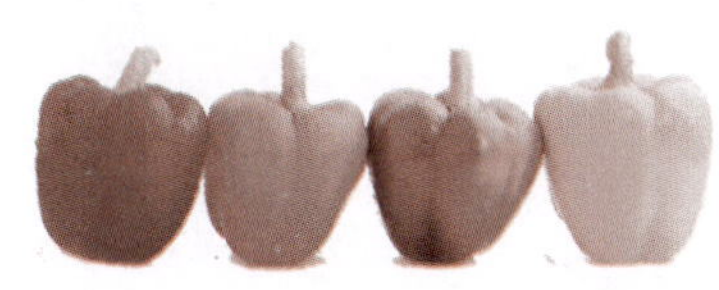

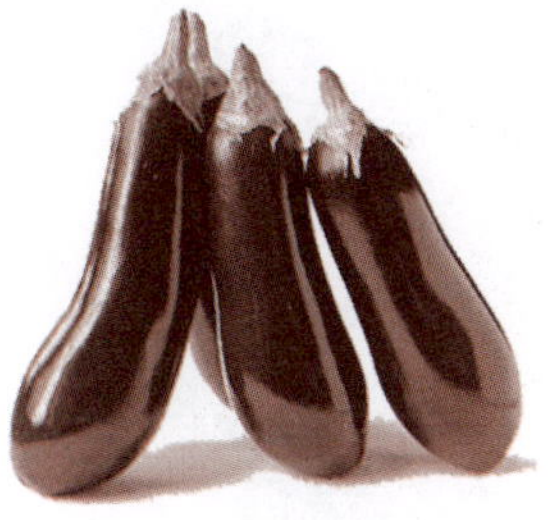

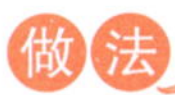

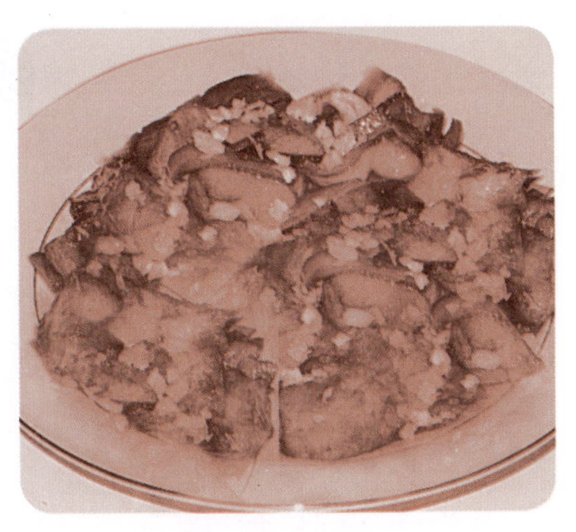

把土豆、五彩椒、茄子分别切成块或者片，茄子要拍一层干淀粉，然后将原料分别入油锅炸一下，这叫拉油。重新起油锅，爆香葱、姜、蒜，把土豆、五彩椒、茄子回锅熘一下，加酱油和盐调味，最后勾芡即可。

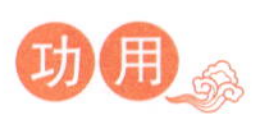

可以滋补脾脏，具有健脾的功效。

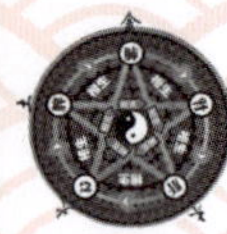

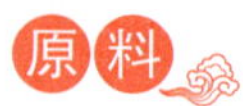

炒薯（芋）泥

原料

红薯（或芋头）、猪油、冰糖、芝麻、葡萄干、松子仁。

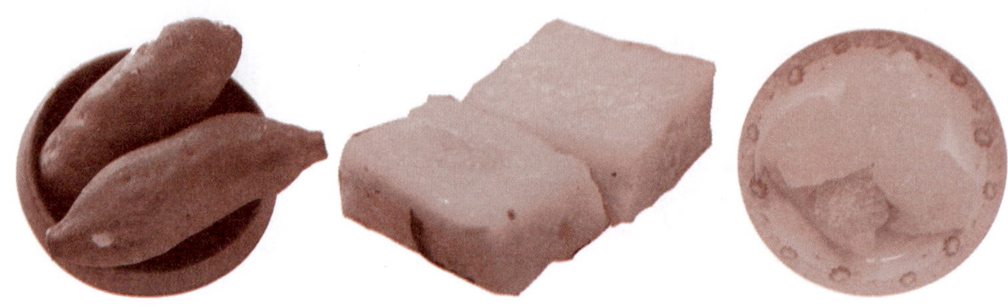

做法

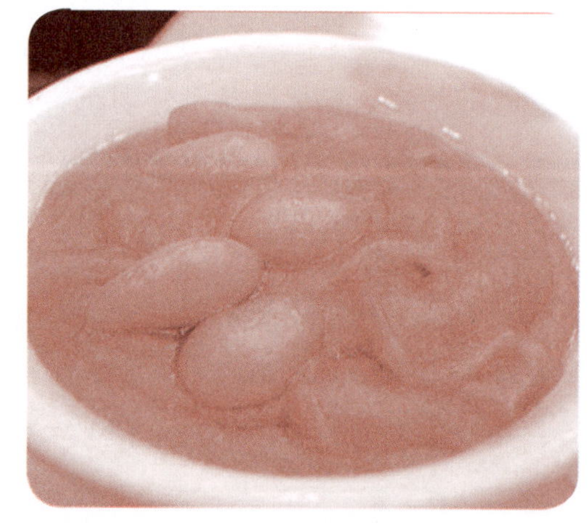

把红薯或芋头蒸熟，剥皮后压成泥，铁锅里倒入猪油，油温不用高，倒入薯泥或者芋泥一起翻炒，加冰糖水反复炒到颗粒均匀，薯泥或芋泥起胶时盛入碗中，用不锈钢勺压紧抹平，再点缀一些芝麻、葡萄干、松子仁更佳。

功用

红薯和芋头都能健脾，而且能加强皮肤弹性，预防湿疹。

山药炖猪肚

原料

猪肝、盐、醋、山药、猪肚、生姜、大葱、陈皮、盐。

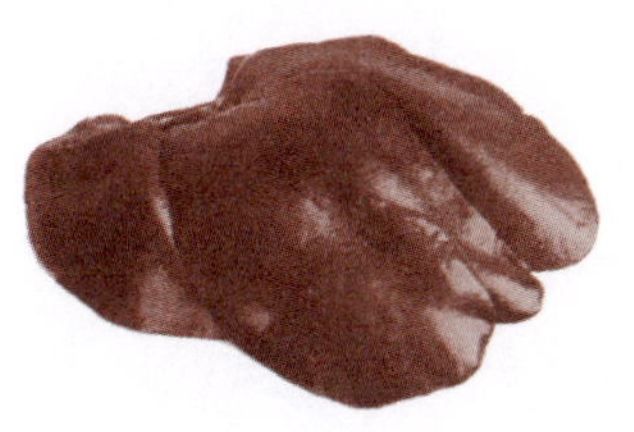

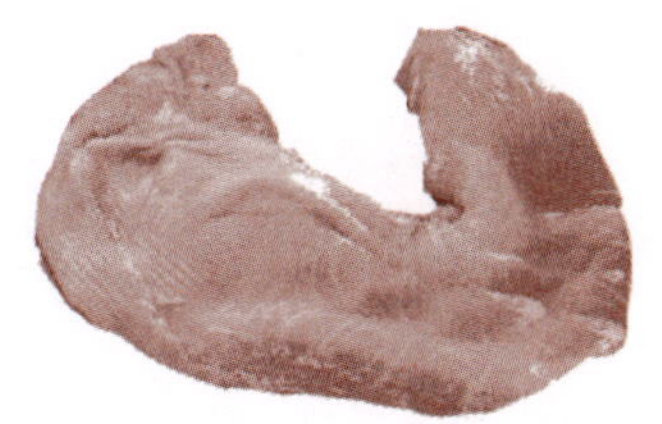

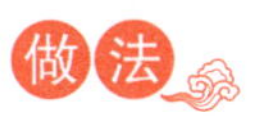

做法

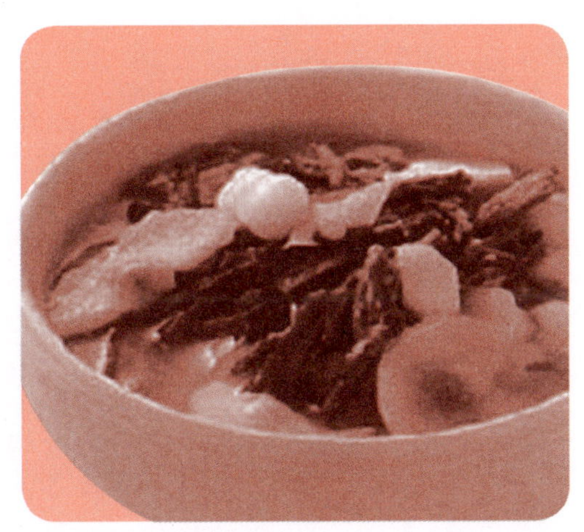

猪肝用盐和醋反复擦洗干净，去除异味，然后在滚水中焯一下，切成大块。山药刮皮清洗后切成大块，与猪肚一起放进砂锅里，加满清水烧开，撇去浮沫，加一块生姜、一段大葱、一片陈皮，改小火慢煨1小时，加盐调味即可。

功用

山药、猪肚和陈皮都是健脾的食材，山药不但健脾，还能补肾。

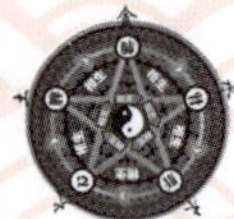

板栗烧牛肉

原料

板栗、牛肉、酱油、盐、料酒、陈皮。

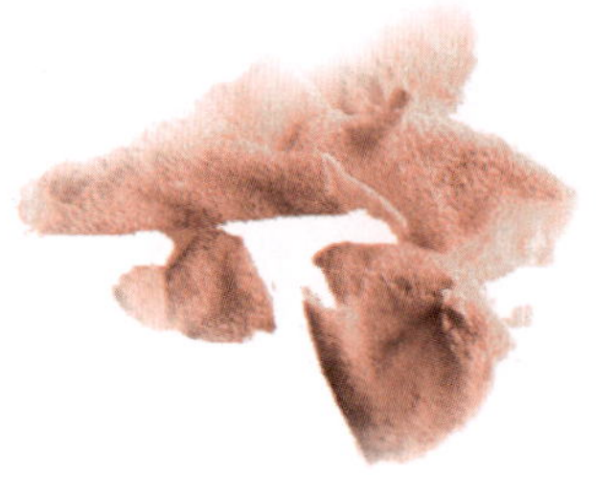

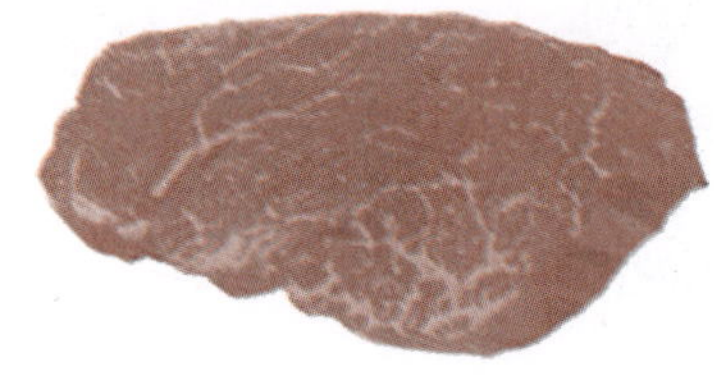

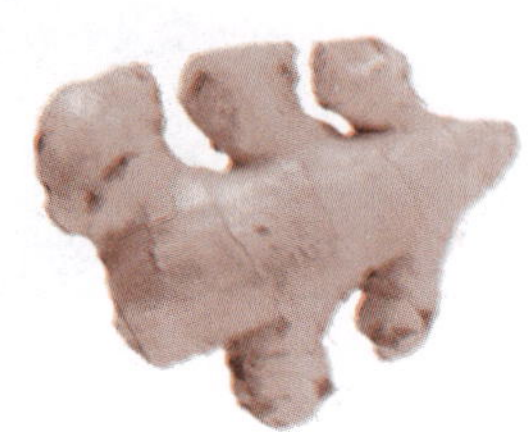

做法

牛肉最好是用牛腩，切成大块，生板栗在滚水中焯一下就很容易剥壳了，起油锅煸炒牛肉，加酱油、盐、料酒调味，加满清水烧开后倒入板栗，也可适当加一片陈皮，用小火慢煨一个半小时，加盐调味，最后大火收汁。

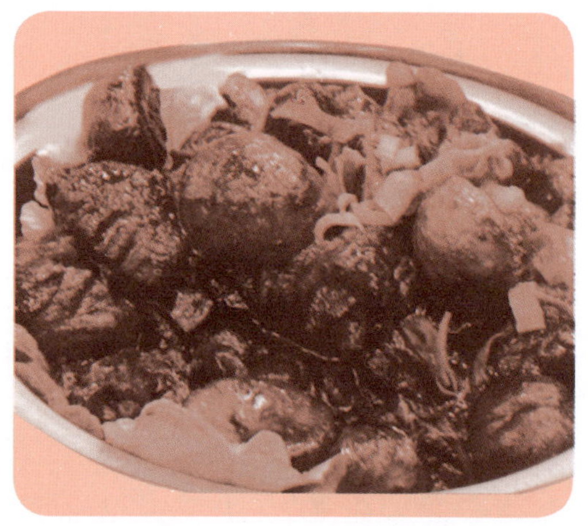

功用

牛肉和板栗都是健脾的食物。

赤小豆煲鲤鱼汤

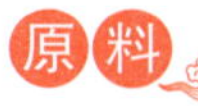

赤小豆、鲤鱼、油、姜、盐。

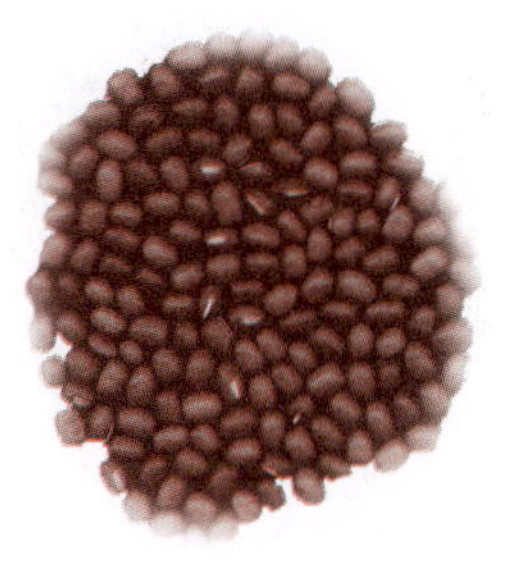

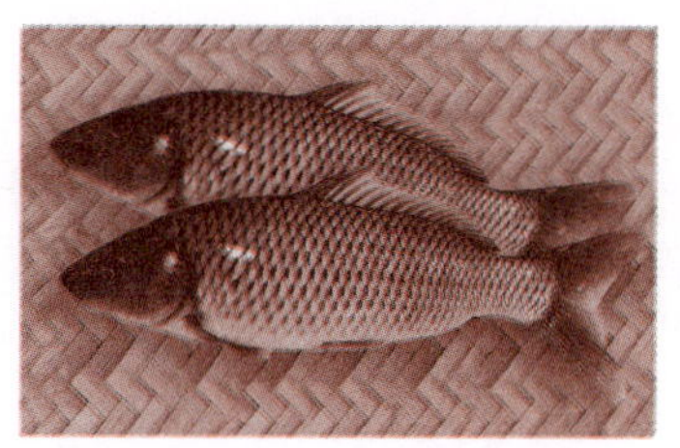

鲤鱼要去鳞，铁锅里先倒入少许油，下姜丝炒香，再下鲤鱼两面煎得微黄，然后加清水烧开，加一把赤小豆（与红豆不同，赤小豆细而尖，深红色）用小火慢煨一小时，加盐调味，只喝汤即可。

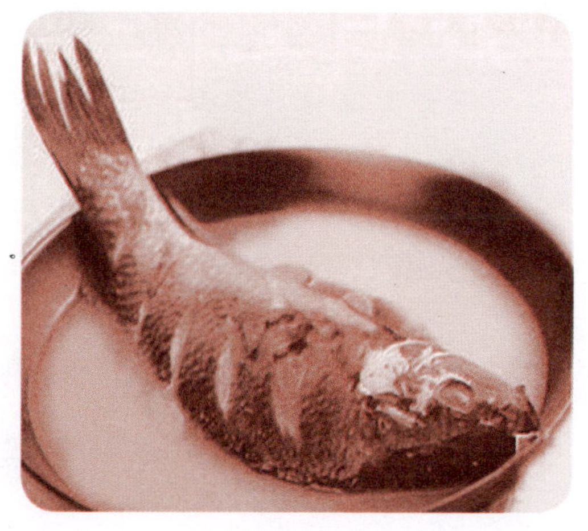

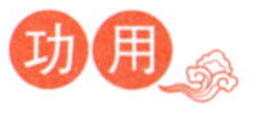

赤小豆与鲤鱼都是祛湿力很强的食材，可以有效地健脾去湿。

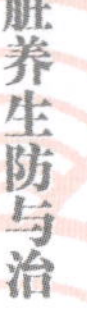

虫草炖鸭

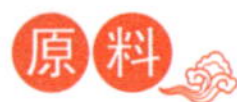

原料

鸭肉150克，冬虫夏草10克，红枣5枚，生姜15克。

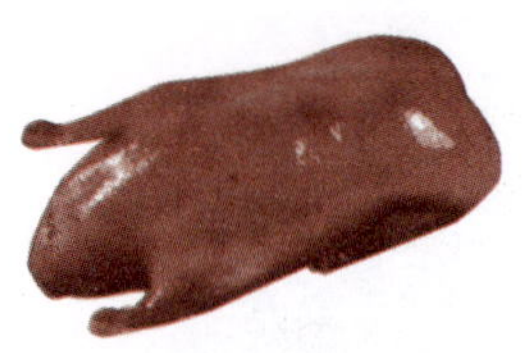
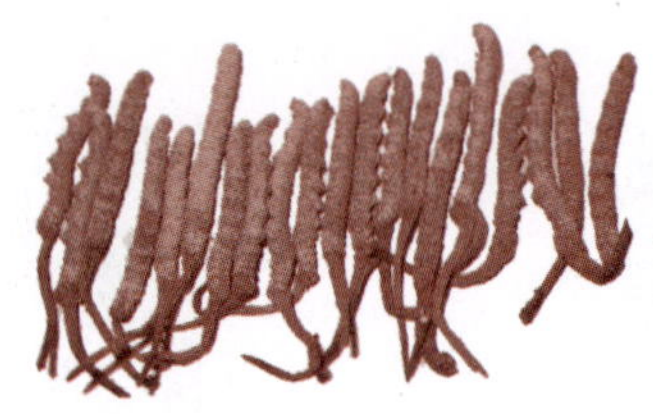
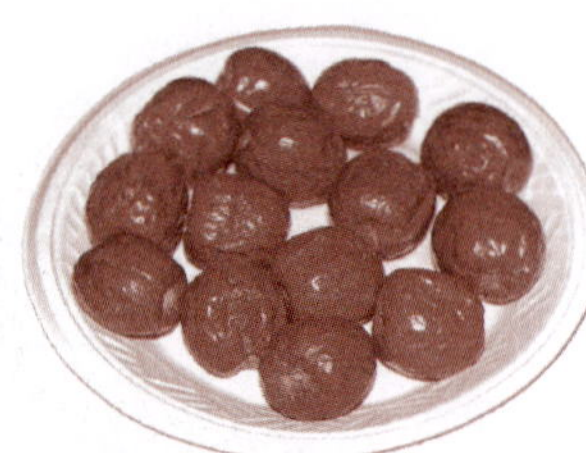

做法

洗净冬虫夏草、生姜、红枣、鸭肉，一同放入炖盅，文火炖2小时即可。

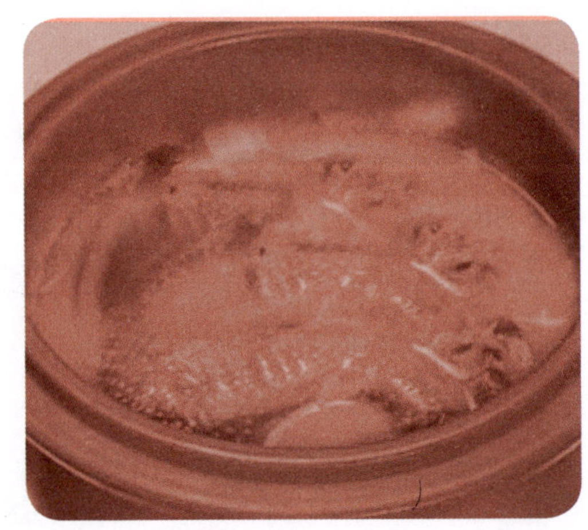

功用

食肉饮汤，可补肾填精，健脾养胃。

黄精炖猪肉

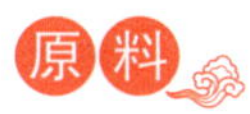

黄精50克，瘦猪肉200克，葱、姜、料酒、食盐、味精各适量。

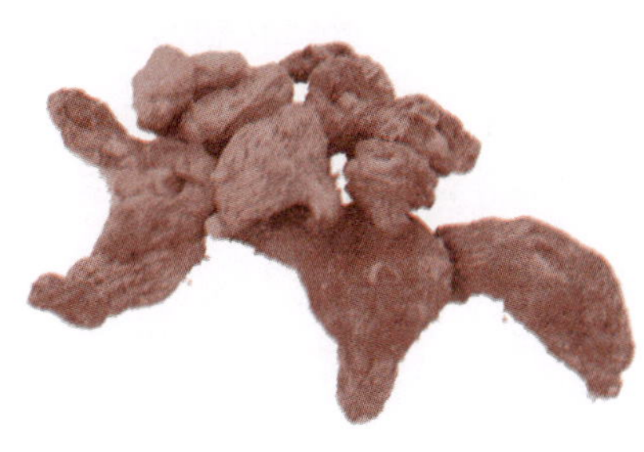

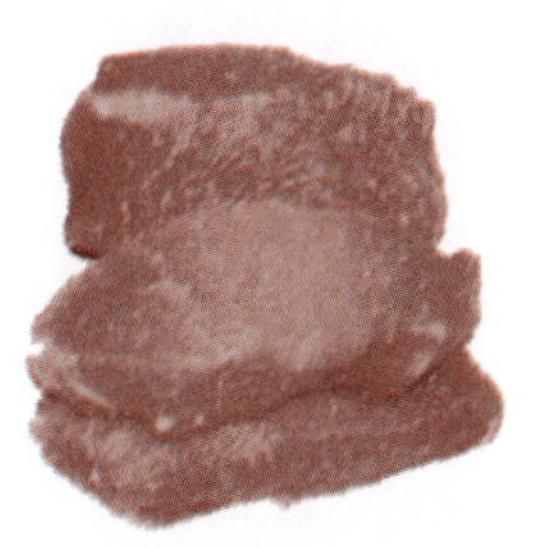

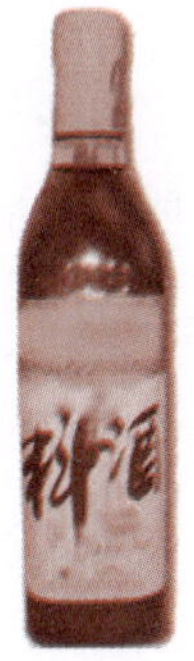

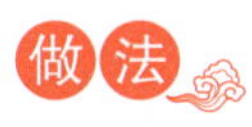

将黄精、瘦猪肉洗净，分别切成长3.3厘米、宽1.6厘米的小块，放入砂锅内，加水适量，再放入葱、姜、食盐、料酒，隔水炖熟，最后放入少许味精即可。

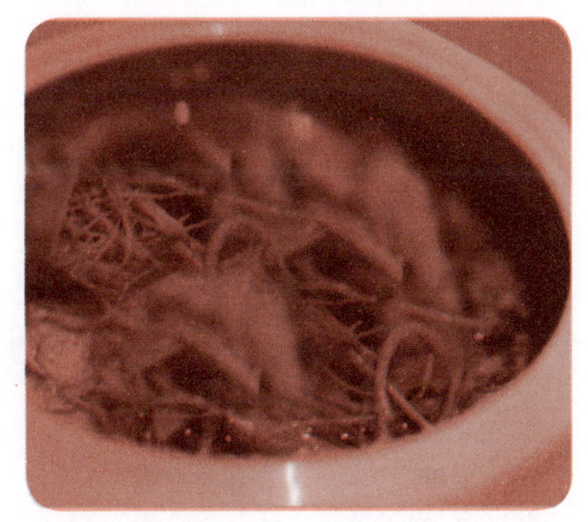

早晚各食1次，可养脾阴，益心肺。对心脾阴血不足所致的食欲缺乏、失眠等症有明显效果，亦可用于阴虚体质者的平时调养。

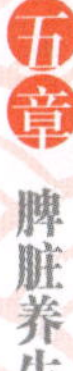

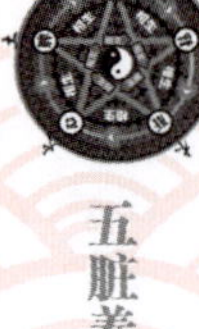

按摩穴位，保脾护脾

一提到养脾，很多人就认为要花钱买补品，实际上，轻揉相应穴位，就能为脾脏减负。这些穴位都是养脾的良药，有了它们，我们就可以轻松自如地进行脾脏养生。

劳宫穴

位置：在手掌正中的凹陷处，约第二、三掌骨之间偏于第三掌骨。

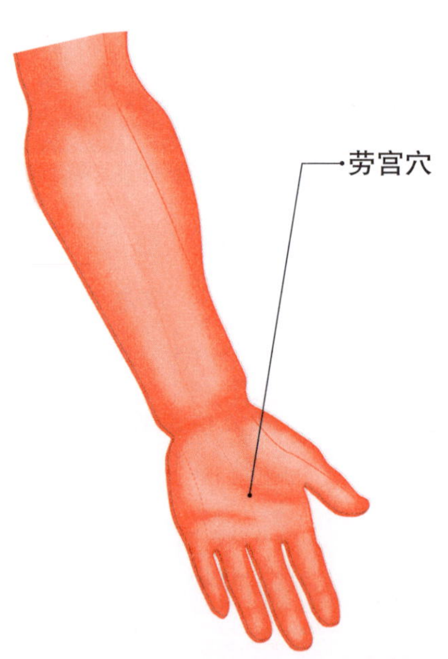

功用

劳宫也就是心脏休息的宫殿，揉揉手心就相当于让心脏回宫殿休息，可以放松神经。坚持一段时间，相信你的脾胃功能就能够得到改善。

按摩方法

双手都要按摩，各按摩3分钟左右，一天3次即可。

神阙穴

位置：该穴位于与命门穴（在第二腰椎与第三腰椎棘突之间的督脉上）平行对应的肚脐中。

功用

按摩肚脐有利于人体保持精神愉悦。睡觉前按摩肚脐，有助于入睡，防止失眠。对于患有动脉硬化、高血压、脑血管疾病的患者，按摩肚脐能平息肝火，心平气和，血脉流通，可起到辅助治疗的良好作用。

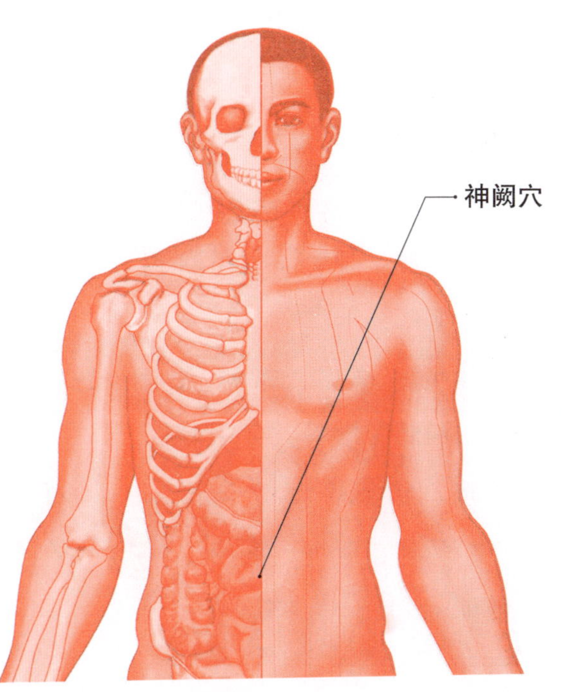

按摩方法

每晚睡前空腹，将双手搓热，双手左下右上(女子相反)叠放于肚脐，先顺时针后逆时针揉转，取男八女七，即男人每次按揉八八六十四次，而女性则按揉七七四十九次。按揉时，用力要适度，精力集中，呼吸自然，按摩到腹部发热，效果则更加明显。

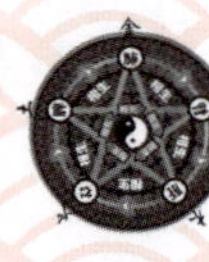

太白穴

位置： 在足内侧缘，当足大趾本节（第一跖趾关节）后下方赤白肉际凹陷处。

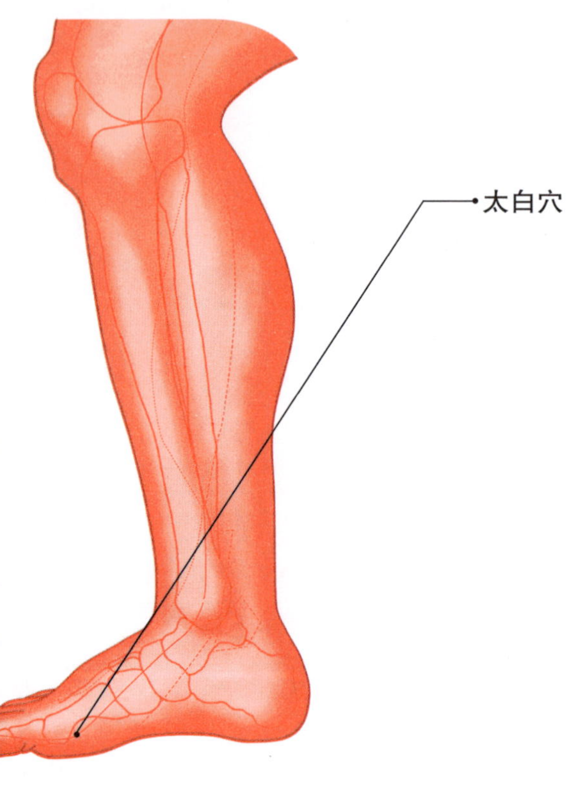

功用

太白穴是健脾的要穴，能治各种原因引起的脾虚如先天脾虚、肝旺脾虚、心脾两虚、脾肺气虚、病后脾虚等。可主治胃痛、腹胀、呕吐、呃逆、肠鸣、泄泻、痢疾、便秘、脚气、痔漏等。

按摩方法

取定穴位时，可采用仰卧或正坐，平放足底的姿势，艾炷灸1～3壮；或艾条灸3～5分钟。

脾俞穴

位置：位于人体的背部，在第十一胸椎棘（长有肋骨的脊椎）突下，左右旁开两指宽处。

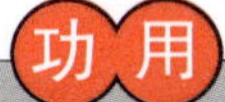

健脾益气、安神定志、通经活络，缓解倦怠感、食欲缺乏等，主治腹胀、腹泻、呕吐、背痛等症。

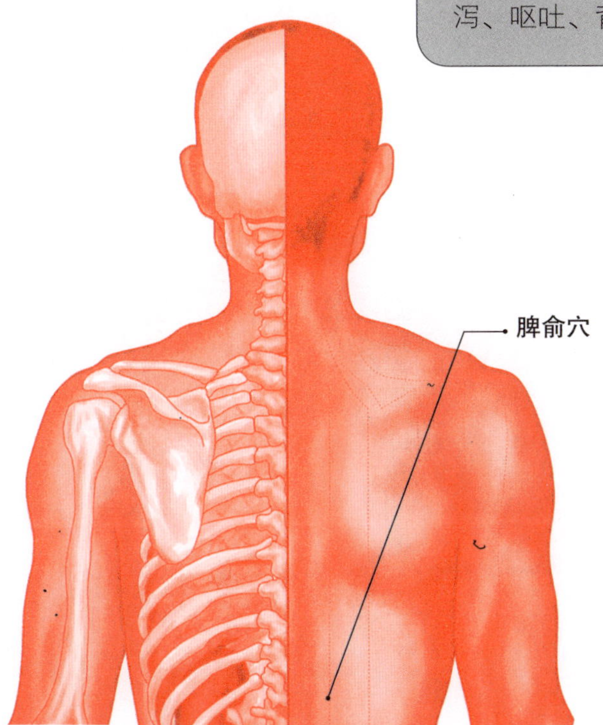

按摩方法

取穴时，采用俯卧的姿势，用自己双手手背的食指根部隆起的关节，压在脾俞穴上，缓缓旋转按揉。每天早晚各按揉一次，一次1~3分钟为宜。

足三里穴

位置：位于外膝眼下3寸，距胫骨前嵴一横指，当胫骨前肌上。

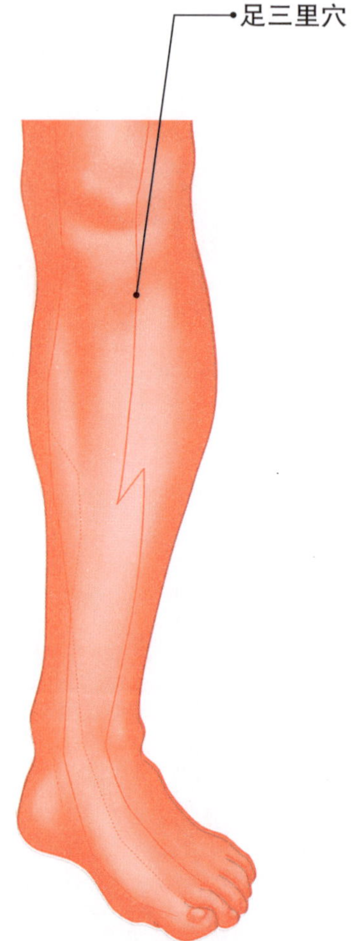

功用

调理脾胃、补中益气、通经活络、扶正祛邪。配中脘、内关，可和胃降逆、宽中利气，对胃脘痛疗效显著，配曲池、丰隆、三阴交，有健脾化痰的作用，可治疗头晕目眩。

按摩方法

取穴时，采取正身端坐，上身与大腿成直角，大腿与小腿成直角。按摩时，微前伸一侧小腿，另一侧的手张开，将大拇指置于足三里上，手掌握住小腿内侧，拇指用力按揉挤压，也可弹拨。以局部有酸胀、发热等感觉为宜，时间为3～5分钟，然后换另一侧，手法同上。

气海穴

位置： 位于下腹部，前正中线上，脐下1.5寸。

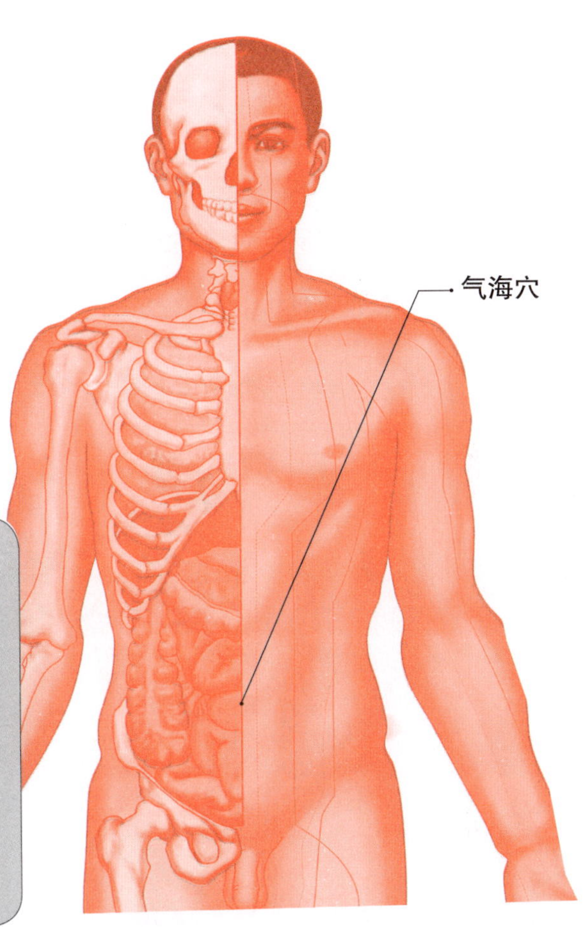

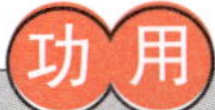

对脏气衰惫、虚脱、乏力等有明显作用，配足三里穴、脾俞穴、胃俞穴、天枢穴、上巨虚穴，可治疗胃腹胀痛、呃逆、大便不通、泄痢不止等症。

按摩方法

取穴时，采取仰卧的姿势，先以右掌心紧贴于气海穴位置，依次分小圈、中圈、大圈按顺时针方向按揉，一共按揉100～200次，再换左掌心，用同样方法，按逆时针方向按揉100～200次。一般以按摩至有热感为宜。

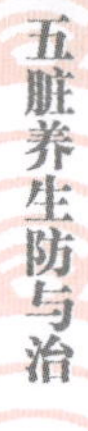

常见脾脏疾病及治疗方法

胃上连食道，下通小肠，生性喜欢温润，厌恶燥热，是通过食物直接接触外界的器官，特别容易受到外邪的侵袭，从而患上各种胃病。因此，我们需要在日常生活中多加注意。

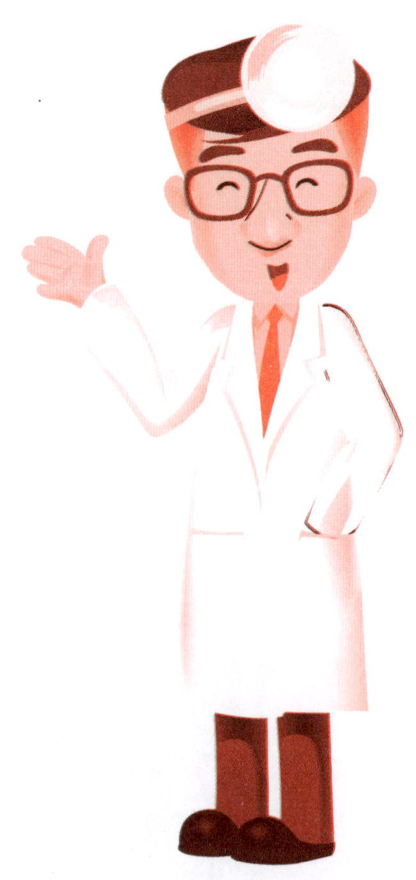

慢性胃病

成因分析

胃病，是由风中夹带的寒气、寒凉的食物、气郁、食滞等引起的胃气受阻。换句话说，胃病就是胃部因气堵而不再和睦。

对症施治

正因为胃病是由于外邪扰乱胃部温润而引起的不适，我们主要通过食疗的方法对其进行防治。

食疗法

（1）吃饭之前适量喝汤，有助于胃部的温润。

（2）用一只老鸭和丁香、黄酒、葱、姜一起，放入瓦罐里煲十几个小时，吃肉饮汤，可以补虚理气、养胃散寒、行气止呕，是治疗慢性胃病的上乘佳肴。

（3）将羊肉和大麦按3∶1的比例一同放入锅中熬汤，待肉烂后，再放入一点盐。长期饮用此汤，健脾和胃，温胃益脾，对老胃病的疗效亦显著。

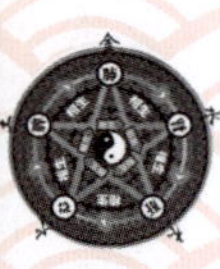

打嗝、反胃

成因分析

打嗝，又叫呃逆，主要是由于饮食不节，正气亏虚，引起胃气上逆等引起的。而反胃则是由于吃了冷饮等，使脾胃受凉，影响消化，导致腹痛等。

对症施治

日常保健

要注意平时饮食，保护脾胃，不可只图一时痛快而贪凉、暴饮暴食。

按摩法

（1）对于打嗝，可用按摩攒竹穴和天突穴的方法解决，即用双手中指按压攒竹穴，均匀用力，并进行吞咽动作，持续约3分钟，直到感觉穴位处有酸胀痛；也可将大拇指指尖顶着天突穴，向下逐渐用力，并做吞咽动作，同样持续约3分钟，直到感觉穴位处有酸胀痛为止。

（2）对于反胃，可按压中脘穴，按揉时以单手握拳向里按，并缓缓吐气，几秒钟后，将手挪开，如此重复多次，直到胃部感觉舒适；也可双手握拳，用适度的力气敲击天枢穴，持续2分钟左右；亦可用拇指或中指的指腹按压足三里穴，以感觉稍痛为宜。

湿疹

成因分析

中医认为，脾脏喜燥恶湿，湿毒过盛容易导致气血生化受阻，经络气血长期不能达到体表，皮肤表面就会长湿疹。实际上，皮肤上出现湿疹，是在告诉我们脾脏内的湿毒该清理了。

对症施治

对付湿疹，就要及时发现，采取适当手段，清热利湿。最好是内服外敷，综合治疗。

食疗法

将苦参放入水中煎煮，取汁，待晾至合适温度，擦洗患处，每日3次。如果病情较重，还要将绿豆和薏米按照1：1的比例，放入锅中熬粥，每日饮用。

苦参：味苦，性寒，可以清热燥湿。

绿豆：性凉味甘，清热解毒、利水。

薏米：性凉，味甘淡，健脾、清热、排脓。

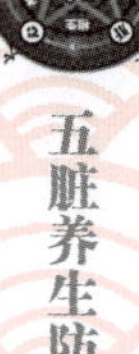

口腔溃疡

成因分析

口腔溃疡分为两种，即单纯性口腔溃疡和复发性口腔溃疡。前者主要是由心火、胃火旺盛引起的，而后者则是由虚证引起的，脾胃气血不足，导致虚火上炎，经常是旧的溃疡刚好，新的溃疡又出现了。

对症施治

对于单纯性口腔溃疡，只需要祛火就可以了，但对于复杂的复发性口腔溃疡，则需要调补气血。

治疗单纯性口腔溃疡的方法有：

食疗法

（1）饮用浓茶或用浓茶漱口。每天3次，每次2分钟。因为茶叶性寒，能降火，而且其中含有单宁，可以收敛溃疡。

（2）常喝绿豆粥，也可用绿豆汤冲鸡蛋花饮用。绿豆味甘微寒，清热解毒；鸡蛋甘而微寒，能滋阴润燥。

（3）在溃疡面上抹蜂蜜，含一会儿之后咽下。

治疗复发性口腔溃疡的方法有：

食疗法

（1）除了用上述祛火方法，注意用补益类药食调补。

（2）饮食上，要多吃西瓜、香蕉等寒性水果，少吃杨梅、荔枝等热性水果；多吃淡水鱼，少吃牛、羊肉；多吃清蒸食品，少吃油煎烧烤类食品。

日常保健：

避免过度劳累或者思虑过度，保证气血的充足。

痔疮

成因分析

肛门是专门负责排泄的通道，也是痔疮赖以依附的地方。因此，暴饮暴食、长期嗜食辛辣、酗酒、久忍大便、久坐久行等不良生活习惯和方式，以及年老体衰、妇人妊娠等，都可能引起痔疮。

对症施治

防治痔疮，关键在于养成良好的生活习惯和生活方式，避免肛门受湿热的侵扰。

食疗法

（1）养成良好的饮食习惯，节制饮食，吃辛辣食物适度。

（2）上午经常吃葡萄干，补脾，益气血，还可以改善肠道健康状况。也可以将甜杏仁和桃仁放在蜂蜜里泡5天，直接食用，同样对痔疮有疗效。

日常保健

（1）经常活动身体，即使是在室内随便行走亦可，避免久坐不动。

（2）将无花果叶放入水中煮20分钟，煮好之后，趁热熏洗患处。待水温适度的时候，再用水洗涤患处。

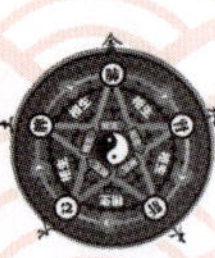

腹泻

成因分析

腹泻，又称“泄泻”，是消化系统的常见疾病。它是由于风、寒、湿、热等外邪内侵胃肠，饮食不节，造成脾胃内伤、肾阳衰微。通俗地说，腹泻是我们吃坏了肚子，要把有毒的东西及时排出来，属于肠胃功能正常的表现。

对症施治

腹泻虽说是肠胃功能正常的表现，但也需要及时治疗，以免产生尴尬和体内营养的缺失。治疗腹泻的主要方法是调和肠胃。

食疗法

（1）饮食止泻。腹泻分为寒湿和湿热两种类型，对于前者，可以将红枣、粳米和干姜放在一起熬粥喝，起到温中健脾、散热止泻的作用。对于后者，可以将茯苓、粳米和车前草放在一起熬粥喝，清热利湿，同样具有止泻的效果。

（2）饮食调养。把茯苓、神曲和粳米按照1∶1∶3的比例，放在一起熬粥喝，每天1次，连续食用，不仅可以消食止泻，还能补充因腹泻而丧失的津液，有利于身体的恢复。

按摩法

按摩合谷穴。合谷穴属于手阳明大肠经，大肠经与胃经相接。按揉合谷穴，对治疗胃肠道疾病有一定作用，但只能一时止泻，权作缓“病”之计。

第六章

肾脏养生法

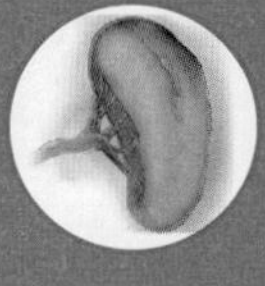
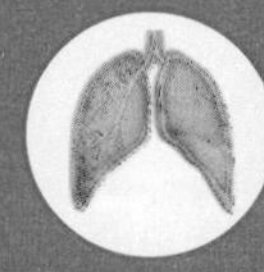
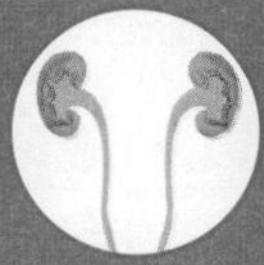

- 认识我们的肾脏
- 排除毒素，清肾护肾
- 合理膳食，补肾养肾
- 常见肾脏疾病及治疗方法
- 肾脏健康自我检测
- 科学生活，调肾养肾
- 按摩穴位，保肾护肾

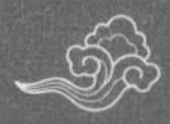

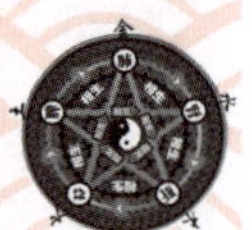

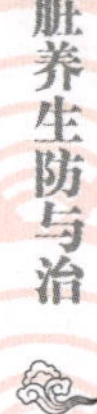

认识我们的肾脏

肾为人的先天之本，肾脏是人体的重要器官，位于腹膜后脊柱两旁浅窝中。红褐色，呈扁豆状。肾脏五行属水，应冬，因此肾脏与寒、咸味、黑色有必然联系。其主要功能有以下几点：

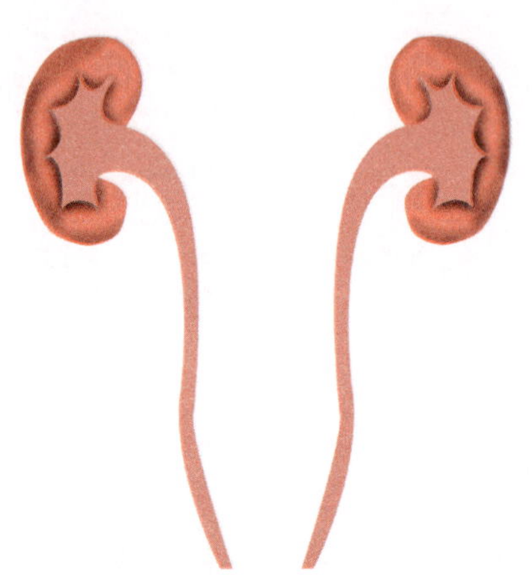

肾主封藏

肾脏是生命之树的根，是安放家底的小金库，既封藏生殖之精华，又封藏五脏六腑之精华。这些精华主管人的生长、发育和其他重要生命活动。如果一个人在发育期间肾虚，则个子往往长不高。

进一步来说，肾藏精，精生髓，髓通脑，脑为髓之海，而髓又生骨。如果一个人的肾精不足，则会动作缓慢，骨弱无力，甚至智力发育迟缓。

肾主水

肾脏有“水脏”之称，是因为它是调节体内水液代谢的重要器官。如果有人尿急尿频，则表示此人的肾调节水气的能力下降。

肾主纳气

肺主呼吸，却离不开肾的纳气功能。在呼吸系统中，肾脏是肺脏的重要协助者之一。如果肾不纳气，人便会虚喘、气短。

中医认为，肾五行属水，应冬，冬季养生应以养肾为主。

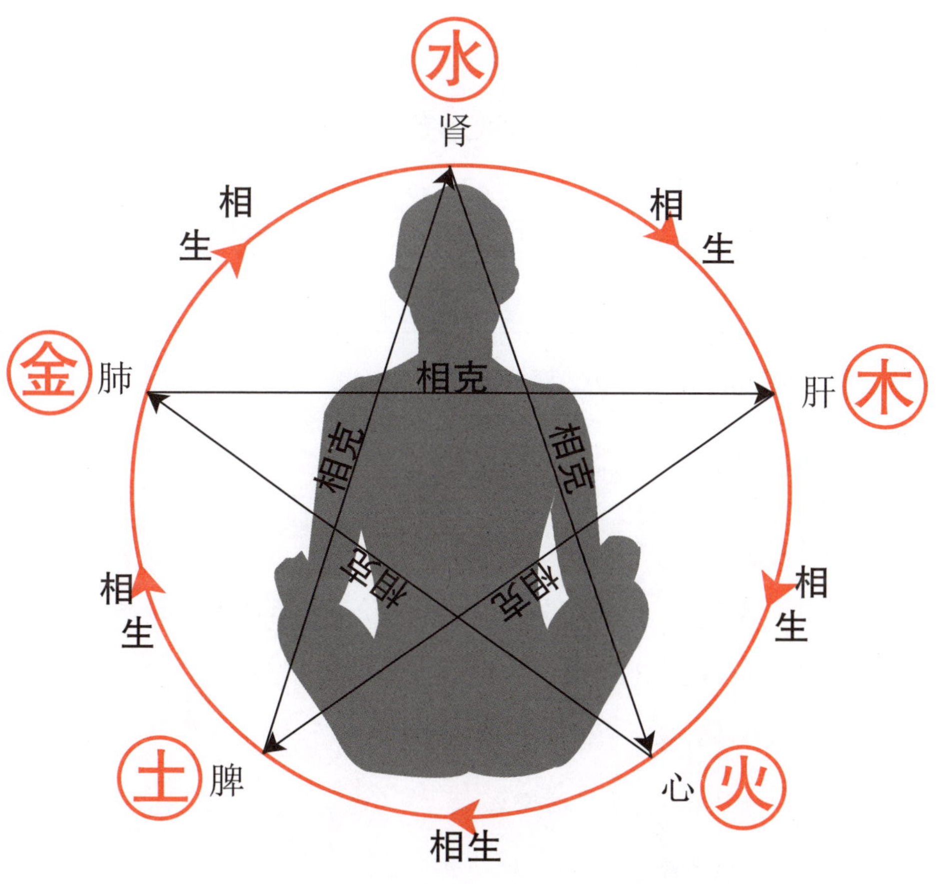

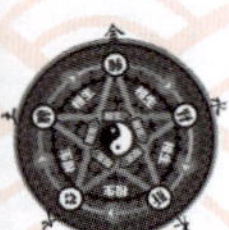

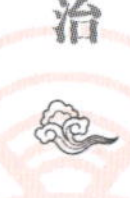

肾脏健康自我检测

中医认为，肾开窍于耳，一个人的听觉灵敏与否，与肾中精气的盛衰有密切关系。只有肾精充足，听觉才够灵敏；而耳的听力减退，很大程度上是由肾精不足引起的。

首先，肾主水，肾主纳气。因此，当肾脏出现问题时，经常有如下表现：

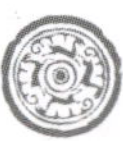

中医认为，肾主水，肾主纳气

①	感觉上不来气，经常干咳。
②	尿频，甚至出现尿失禁。
③	眼干、眼涩，视觉模糊，严重的会出现眼前有黑影的感觉。
④	早上起床，脚后跟经常感觉不舒服。
⑤	说话时感觉气不够，呼吸短促。
⑥	女性出现赤白带的现象。
⑦	四肢冰凉，尤其是冬天，情况更严重。
⑧	晚上难以入睡，易醒，感觉跟没睡一样。
⑨	容易疲倦，四肢无力。

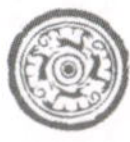

从耳朵的色泽变化能判断肾上腺皮质激素的浓度

①	耳朵色淡苍白、发凉，或黑而质薄，多为肾上腺皮质激素低下，常见于肾阳虚患者。
②	耳朵肥红油光、发热，多为肾上腺皮质激素升高，可见于肾阴虚、虚火上炎的患者。

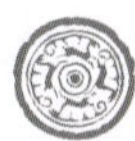

从耳朵温度的变化可以断定肾阴阳偏盛

①	耳朵发凉、畏寒，尤以耳根发凉，为肾阳虚。
②	耳朵发烫、怕热，是肾阴虚火旺。

《黄帝内经》中说："齿为骨之余"。意思是牙齿是骨头的一种，归肾统管。因此，如果一个人牙齿脱落较早，说明此人肾精不足，需要注意自身是否有肾虚的问题。

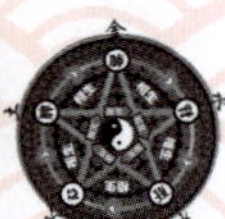

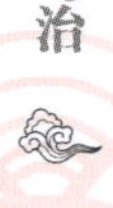

排除毒素，清肾护肾

多喝水

肾属水，饮水可以稀释肾脏内毒素的浓度，促使毒素随尿液排出。

肾脏的最佳排毒时间是早晨5：00~7：00，因此每天清晨起床，应空腹喝一杯温水，每天都要补充足够的水，但不宜过多，以每天6~8杯为宜。

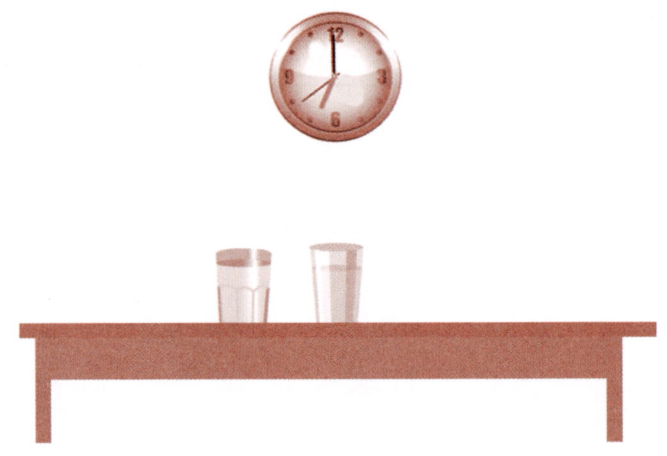

及时排尿

排尿是排除肾脏内毒素的主要渠道，尿液中除了含有大量水分之外，还有很多对人体有害的物质，以尿素为最。如果不能及时排出尿液，就会被人体进行二次吸收，其后果可想而知，憋尿对人体是百害而无一利的。

多吃补肾食物

在饮食上，要注意多吃补肾的食物，如核桃、樱桃等，这些食物能增强肾脏功能，帮助肾脏排除毒素。

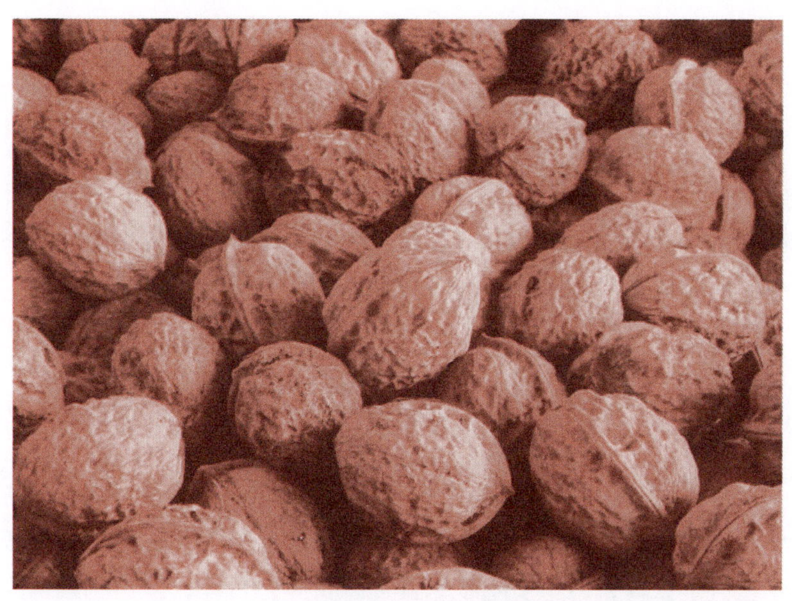

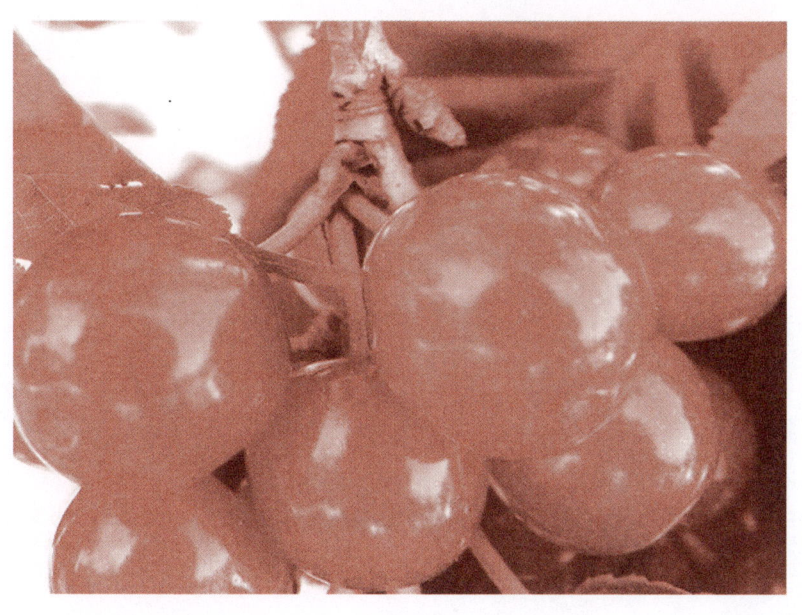

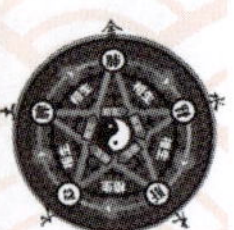

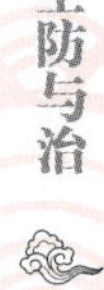

科学生活，调肾养肾

饮食

粥是冬季最好的养生食物，而且是补品的最好载体，有利于补品的吸收。因此，每天早晨喝一大碗粥，可谓“与肠胃相得，为饮食之良”。

冬季阳气收敛，精气封藏，正是进补的大好时机，但现代的饮食较为丰盛，要注意根据自己的实际情况再决定是否需要进补以及如何进补，切不可盲目进补，如果本来是实证，却一味地按照调理虚证的方法补，那么结果往往是钱花了，原来的问题却没有解决，又添了新麻烦。

要注意科学饮食，适量多吃咸味食物以及黑色食物，以达到强肾的目的。

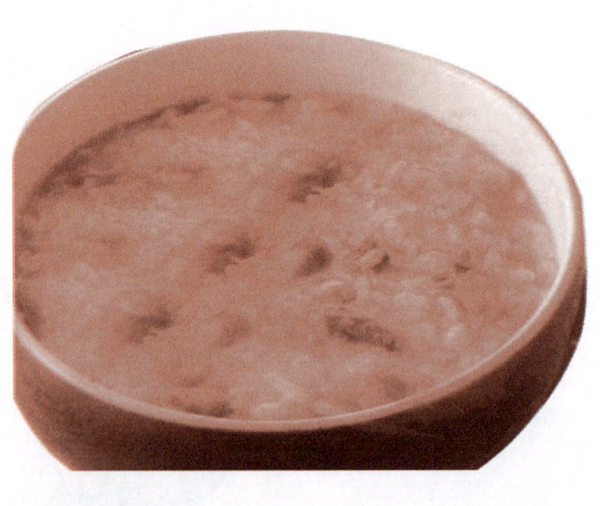

起居

冬季应把房间布置成暖色调，营造温暖的氛围。

要保证晚上睡眠时间充足，可以早睡晚起或减少午睡时间，避免肾气受损。

冬季要经常用温水洗脚，促进身体的血液循环。脚又被誉为“第二心脏”，也是全身血液供应的一个枢纽，如果脚受冻，将影响心脏、消化道等的血液供应。

注意性生活的频率，以免影响阳气的正常封藏。

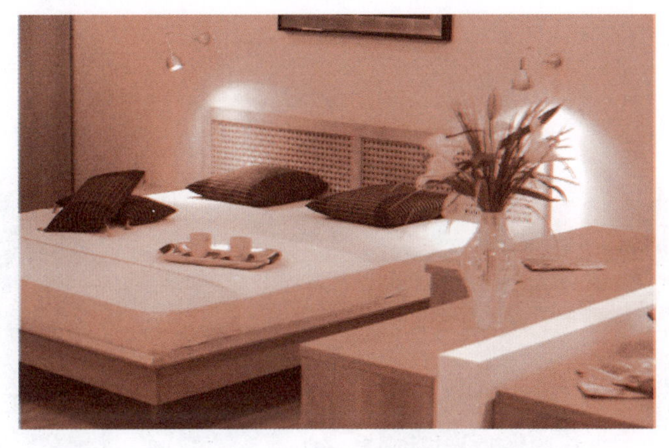

心态

到了冬季，人的心情应像肾封藏精气一样，变得相对沉稳，甚至看起来有些消沉。这是因为我们的形神经过春夏阳气升发的消耗，此时也需要休养生息，积蓄能量。

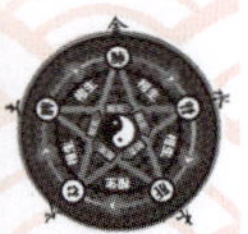

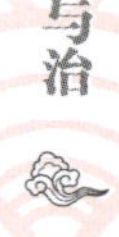

合理膳食，补肾养肾

中医认为，咸味入肾经，黑色入肾经。冬季补肾，宜多吃咸味食物和黑色食物。 注意饮食规律，即可起到封藏肾精，收而不亏的效果。因此，冬季不用刻意进补，最好多喝粥，可以适当吃火锅，吃后要喝些大米粥或小米粥，切不可吃寒凉的食物。

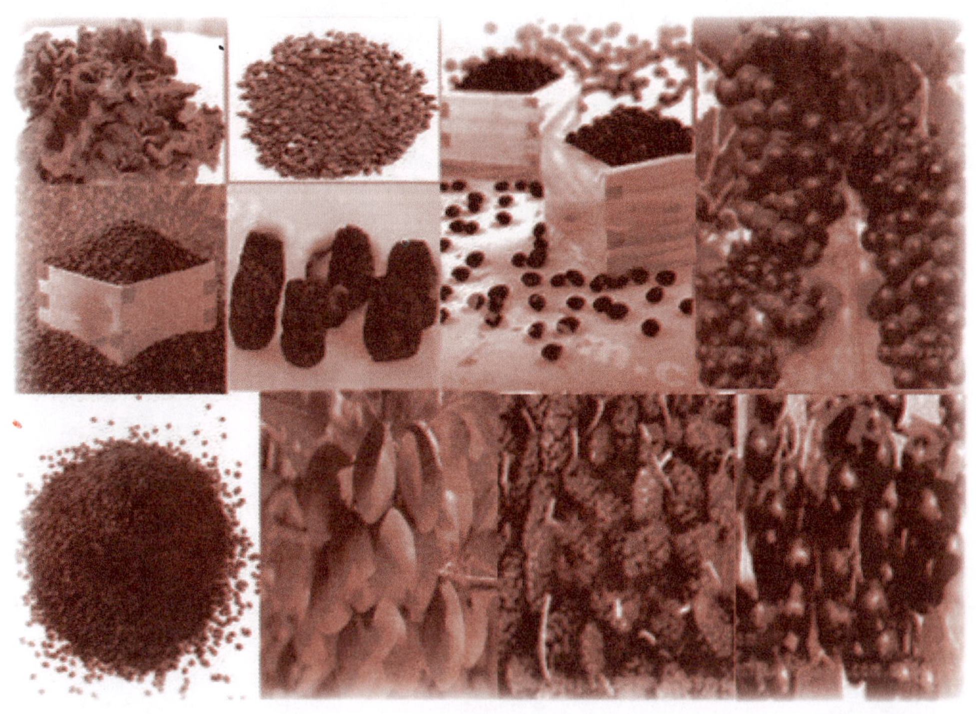

鹿肾粥

原料

鹿肾一对(去脂膜切细)，淡豆豉10克，粳米250克。

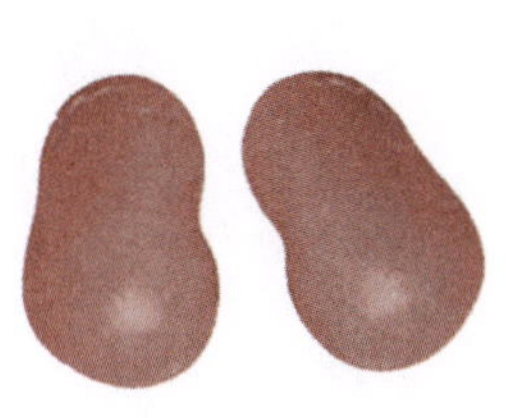

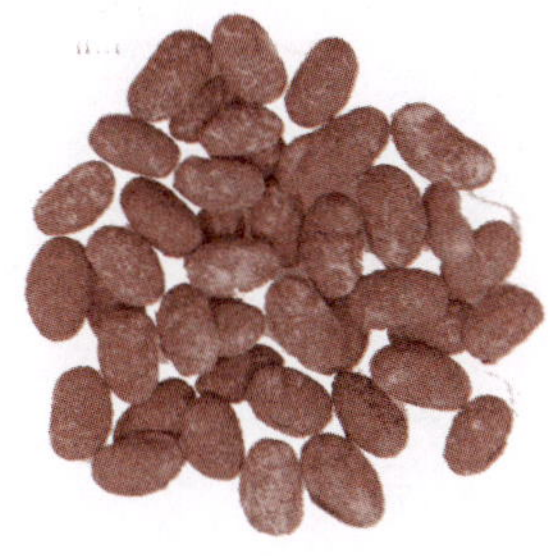

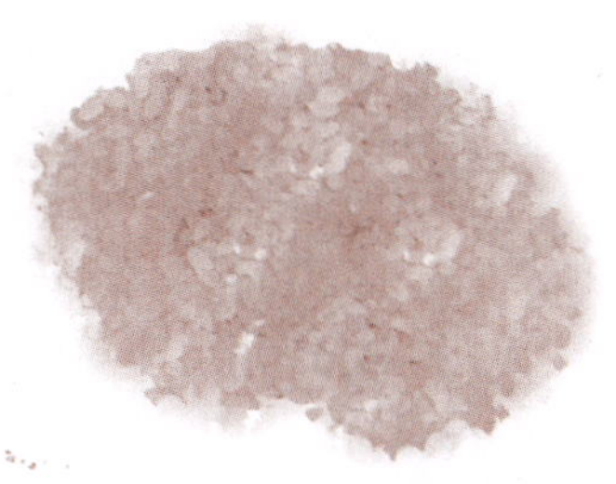

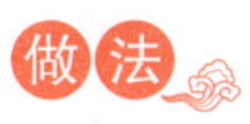

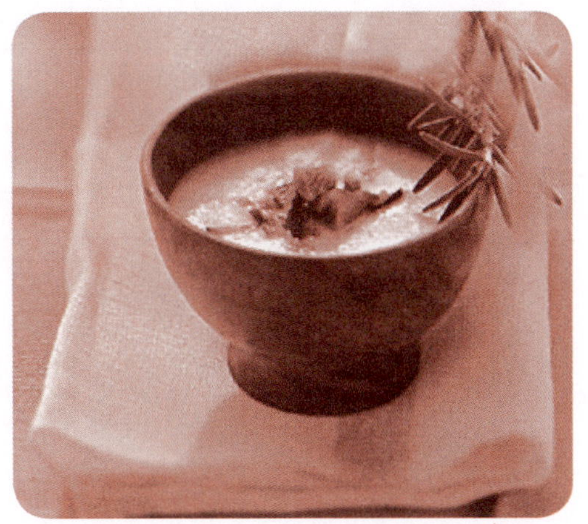

将以上三味依常法加水煮粥。

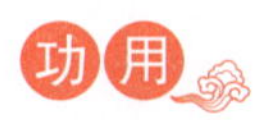

补肾，壮阳，益精。

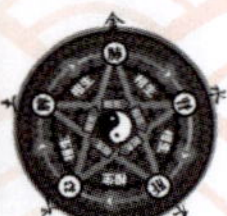

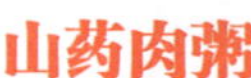

山药肉粥

原料

山药肉20克，糯米50克，白糖适量。

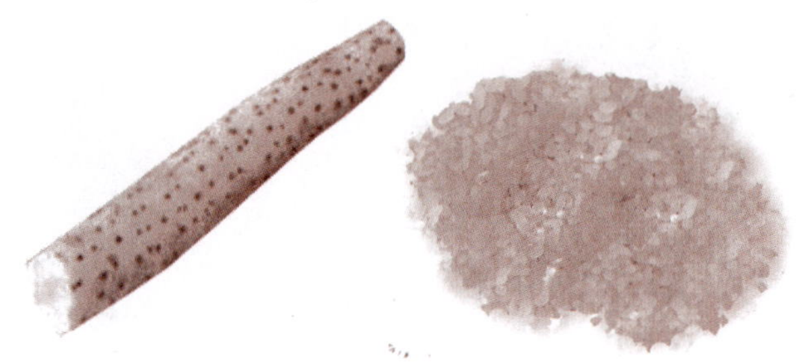

做法

将山药肉洗净去皮，同糯米放入砂锅中煮粥，煮好后放入白糖即可。

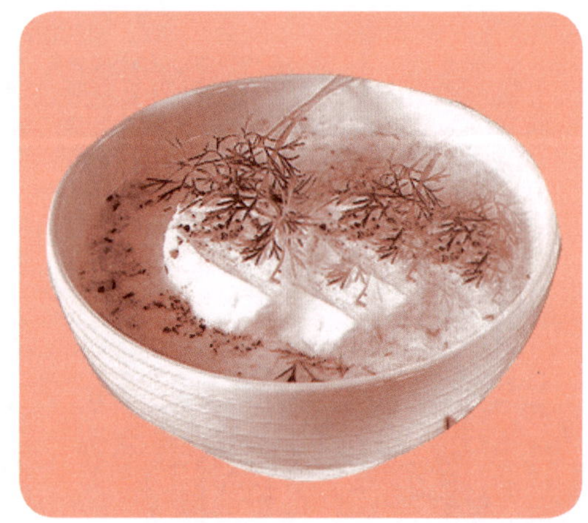

功用

补肝肾，涩精气，固虚脱。

灵芝蜜枣瘦肉汤

原料

灵芝20克，猪瘦肉500克，蜜枣5颗，盐5克。

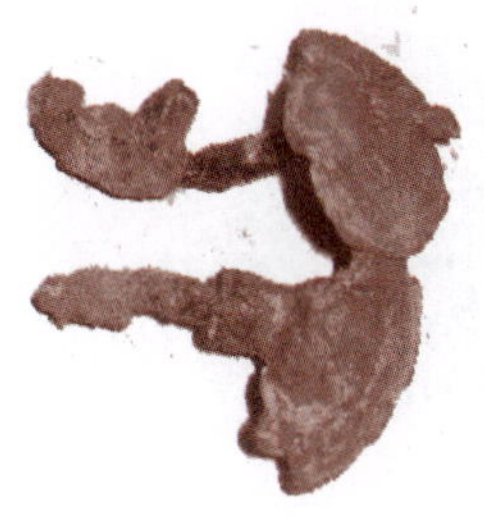

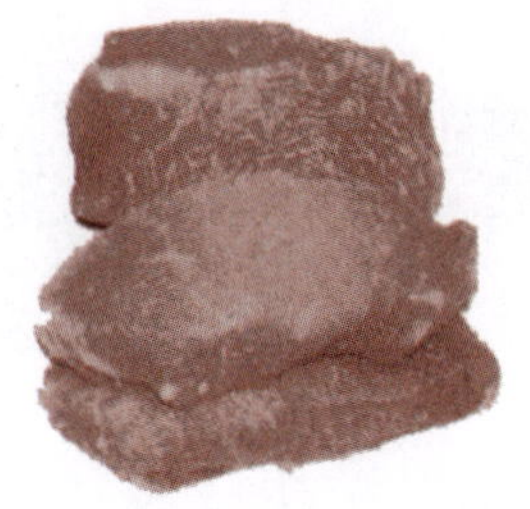

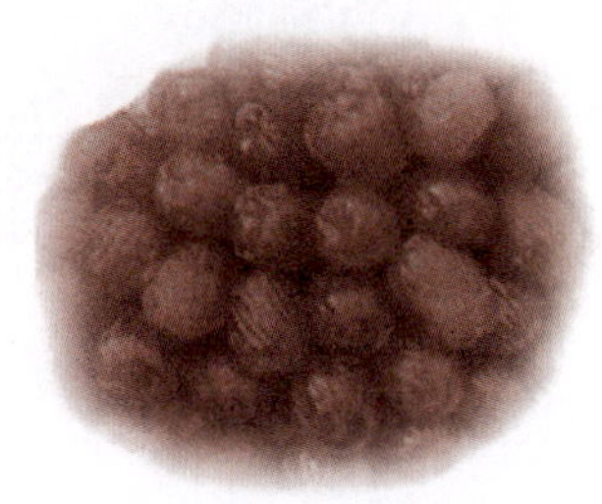

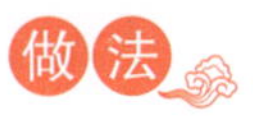

做法

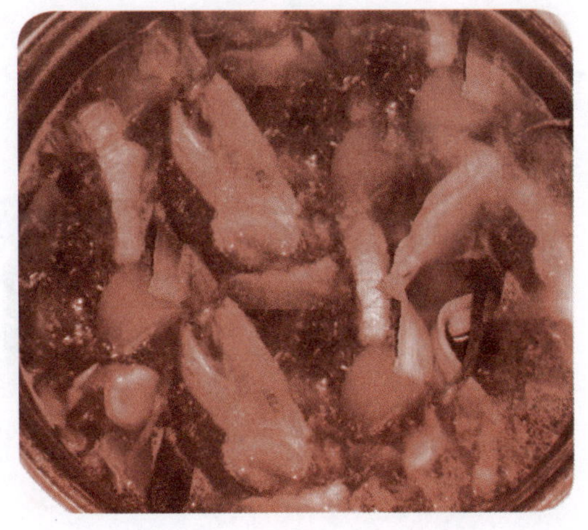

灵芝切成条状，浸泡2小时。猪瘦肉和蜜枣洗净。将清水1600克放入瓦煲内，煮沸后加入以上用料，武火煮沸后，改用文火煲2小时，加盐调味。

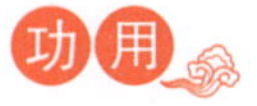

功用

益阴固本，养心安神。

狗肉炖黑豆

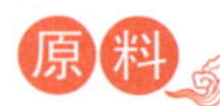

狗肉150克，黑豆20克、盐、糖适量。

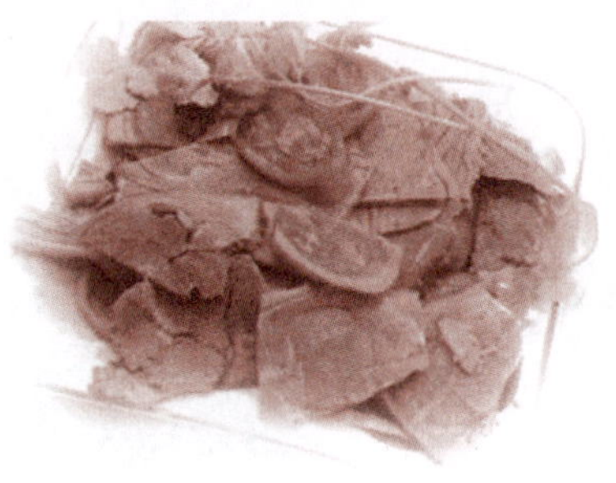

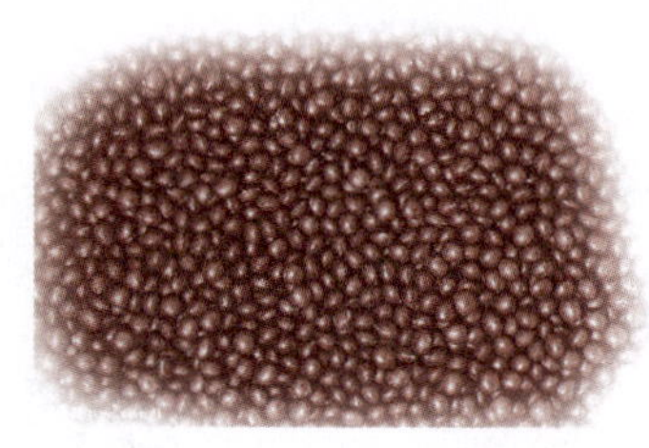

做法

狗肉与黑豆洗净入锅，加水适量。先用武火烧开，去除浮沫，再用文火煨至极烂，加入盐或糖调味即可。

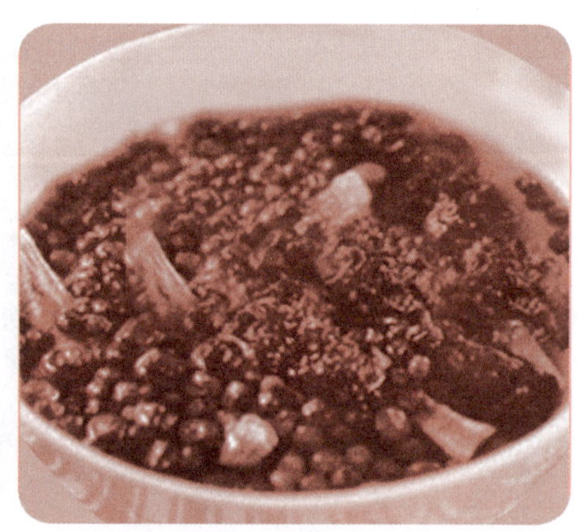

功用

具有温阳固肾及缩尿的功效。

三子炖猪腰

原料

猪腰2个，菟丝子15克，桑葚子30克，韭菜子15克，生姜1片。

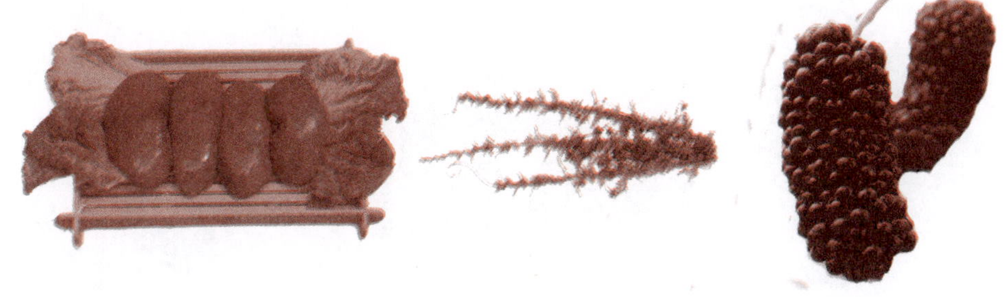

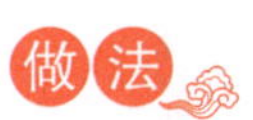

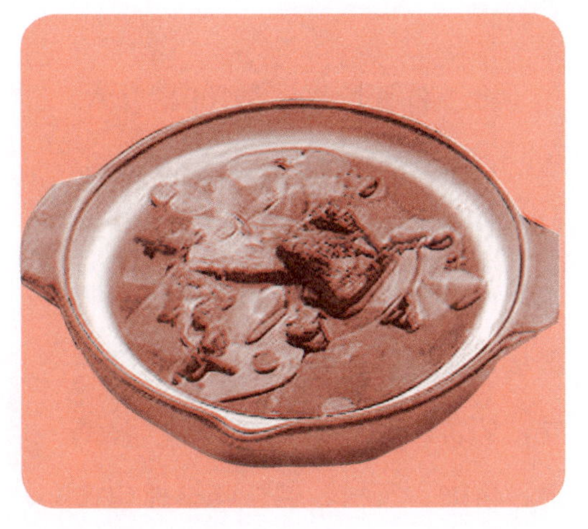

菟丝子、桑葚子、韭菜子、猪腰切开，去白脂膜，洗净，切厚片，生姜洗净。把全部用料放入炖盅内，加开水适量，隔水炖3个小时，调味后，即可食用。炖盅加盖，文火。

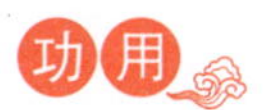

补肾阳而不燥，滋肾阴而不腻，是补肾益精、抗衰老的常用药膳。

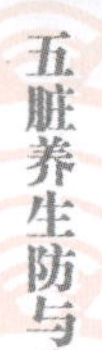

沙苑炒猪肝

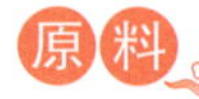

原料

沙苑子、黑木耳各20克，猪肝250克，豌豆苗50克，芡粉30克，鸡蛋1枚，料酒15克，酱油、葱各10克，盐、姜各5克，味精3克，植物油50克。

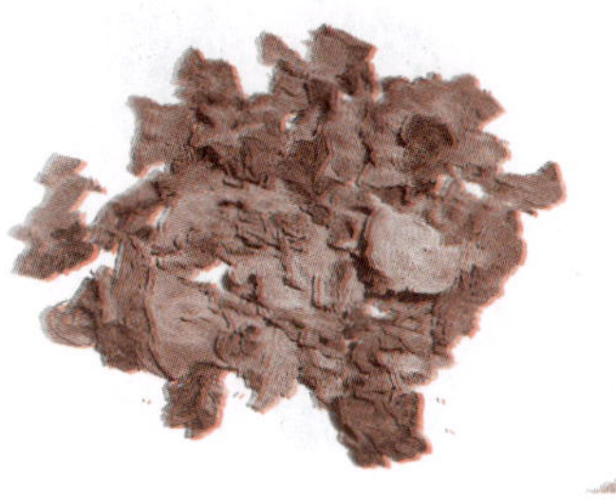

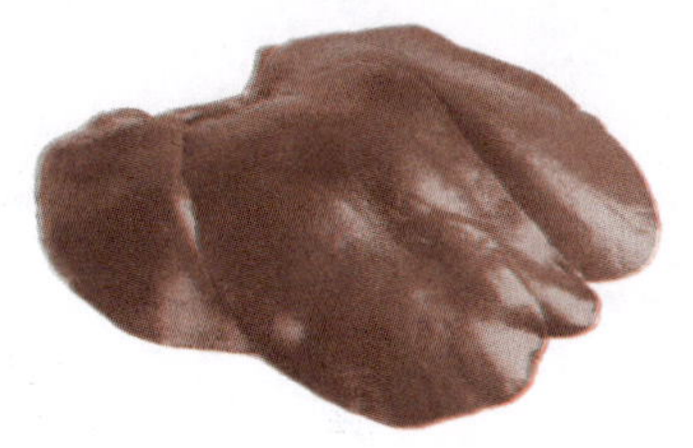

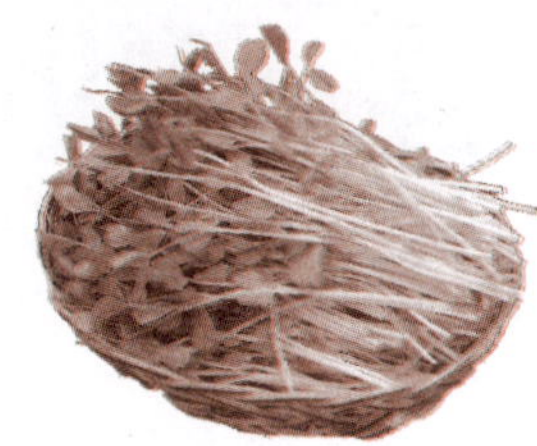

做法

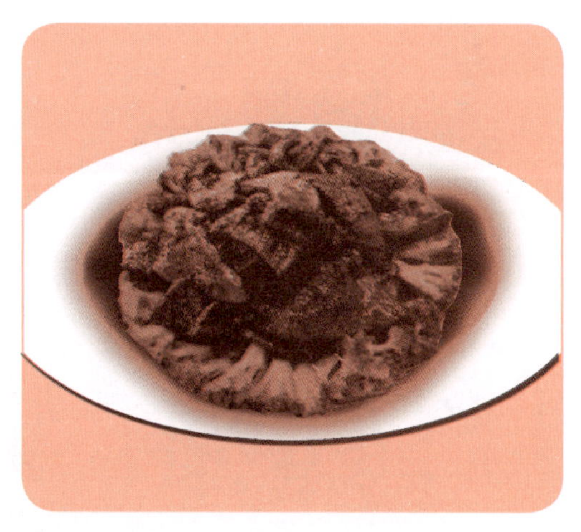

将沙苑子炒香，用100毫升水煮8分钟，滤去药渣，留药液；豌豆苗去老梗叶，留嫩尖，洗净；黑木耳用温水发透，去蒂及杂质，撕瓣状，姜切片，葱切段。将猪肝洗净，切薄片，放入碗内，加入鸡蛋清、酱油、芡粉、盐、味精抓匀，备用。将炒锅置武火上烧热，加入植物油烧六成热时，放姜、葱爆香，再放入猪肝、黑木耳、豌豆苗、料酒、药液、盐、味精炒熟即可。

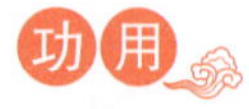

功用

护肾，养肝明目，补肾固精的功效。

核桃杞子炖羊脑

原料

核桃肉100克，枸杞子50克，生姜1片，烧酒1汤匙，羊脑1副。

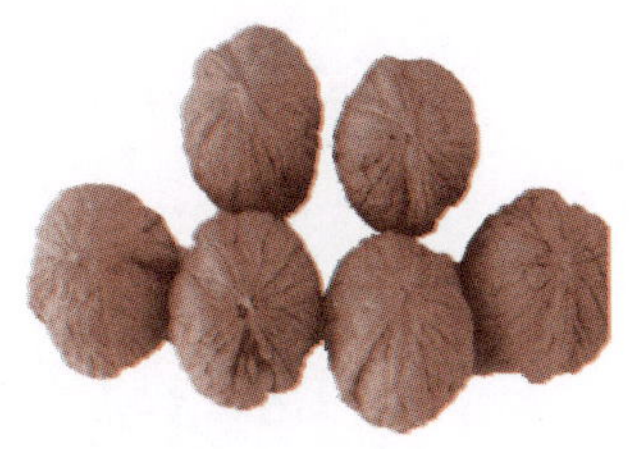

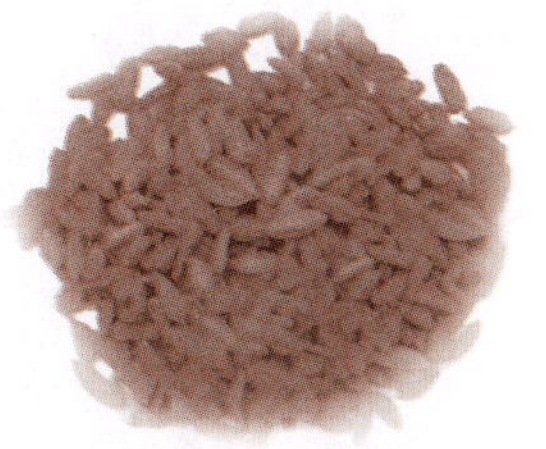

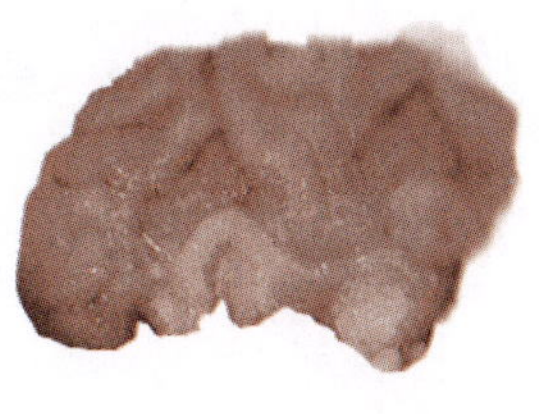

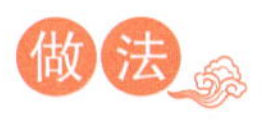

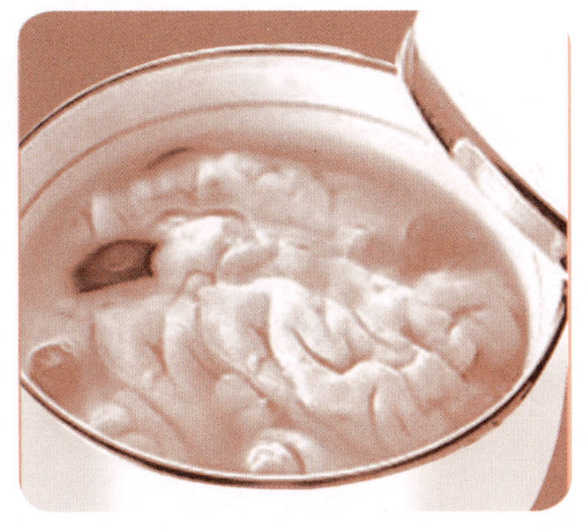

将羊脑浸于清水中，撕去表面筋膜，再用牙签挑去红筋，洗干净，放入滚水中稍煮取出，备用。核桃去壳取肉，保留红棕色核桃衣，用清水洗干净，备用。枸杞子用温水浸透，洗干净，备用。生姜用清水洗干净，刮去姜皮，切一片，备用。将以上用料全部放入炖盅内，加入适量凉开水和1汤匙烧酒，盖上炖盅盖，隔水炖4小时左右，最后以精盐调味，即可以佐膳饮用。

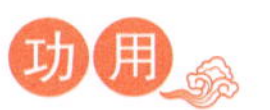

补益肝肾，健脑安神，益精明目，强身健体。

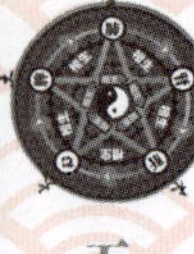

莲子山药

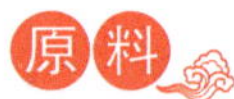

枸杞子50克，去芯莲子10克，山药50克，鸡蛋1枚，粳米50克。

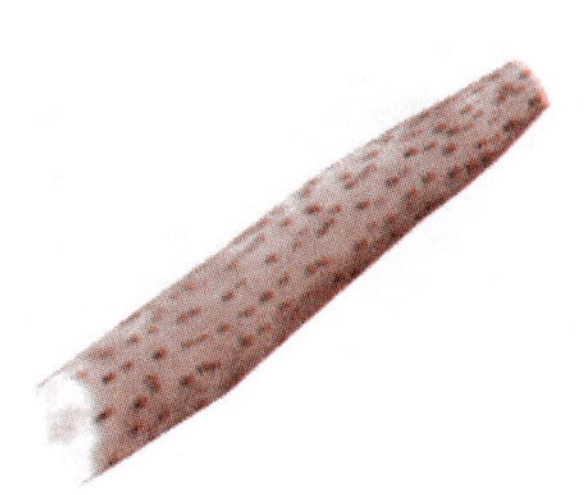

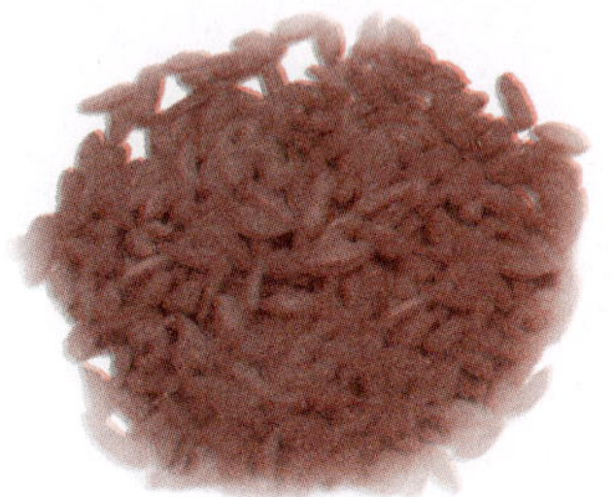

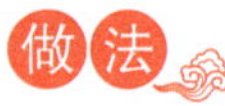

将粳米淘洗干净；把山药切成小块，与粳米、莲子、枸杞子一同放入锅中，加水适量；用小火煮至熟烂，打入鸡蛋，即可食用。

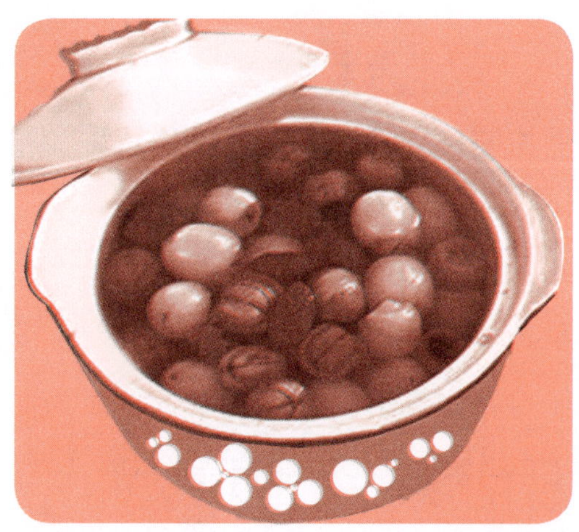

功用

滋肾益精，补脾养胃，补肺益肾，可治疗阳痿等症。

鲜虾枸杞

原料

鲜虾400克，枸杞子30克，五花肉50克，玉兰片、冬菇各5克，葱姜等调料适量。

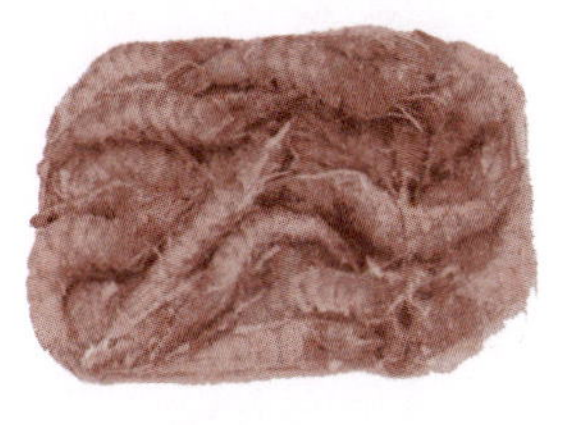

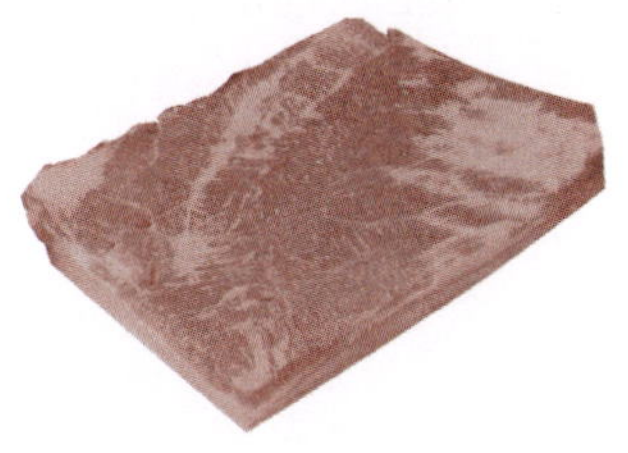

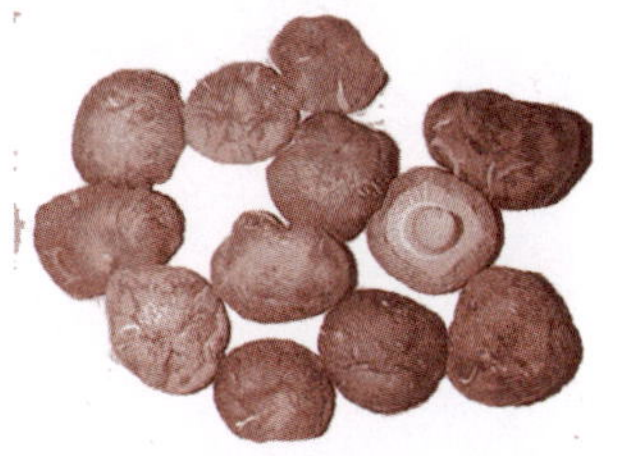

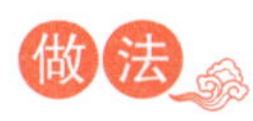

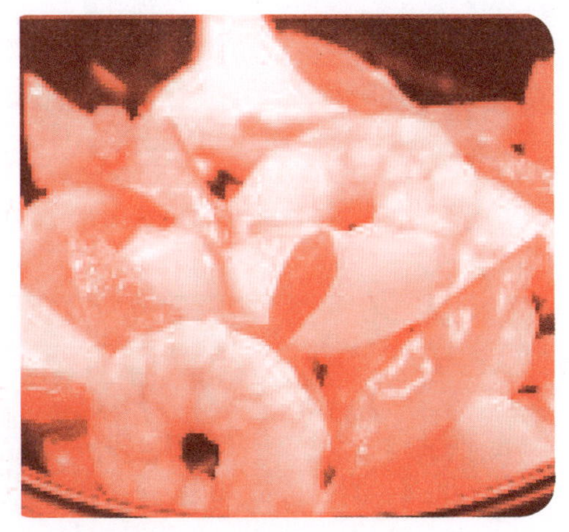

将鲜虾微炒，待颜色改变时，放入枸杞子、玉兰片、五花肉、冬菇和葱姜，再放入酱油和料酒适量，翻炒1分钟；加入清汤200毫升，熬至一半时放入少许糖；最后用淀粉勾芡。

补肾益精，补血安神，对阳痿有明显治疗效果。

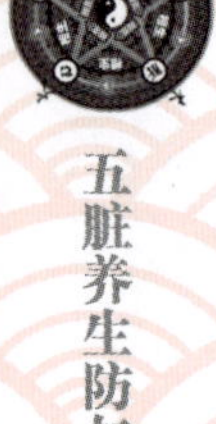

按摩穴位，保肾护肾

对于养肾而言，最好的方法是按摩外劳宫穴，再配合其他穴位的按摩，便构成了一桌的“补肾大餐”，让你在轻轻松松中养肾。

尺泽穴

位置：位于人体的手臂肘部，取穴时先将手臂上举，在手臂内侧中央处有粗腱，腱的外侧即是此穴(或在肘横纹中，肱二头肌桡侧凹陷处)。

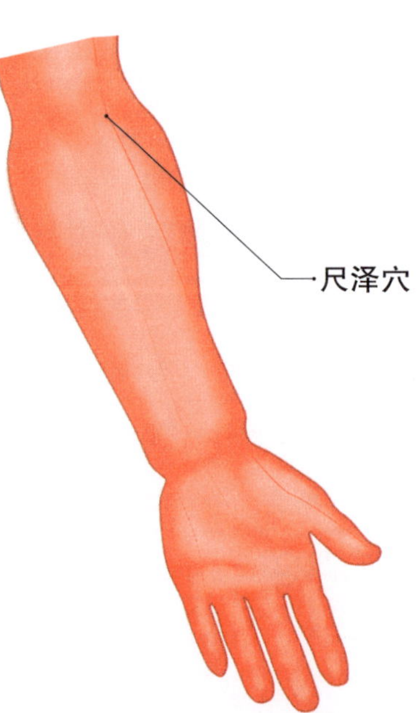

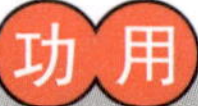

肺气足了可以补肾，所以揉尺泽穴就能把肺经多余的能量转移到肾经上去。

按摩方法

用拇指按揉对侧胳膊的尺泽穴，以感觉酸胀为佳，按揉2分钟。然后交换手继续按揉，每天做3次，以有酸胀感为佳。

外劳宫穴

位置：在手背侧，当第二、三掌骨之间，掌指关节后约0.5寸处。

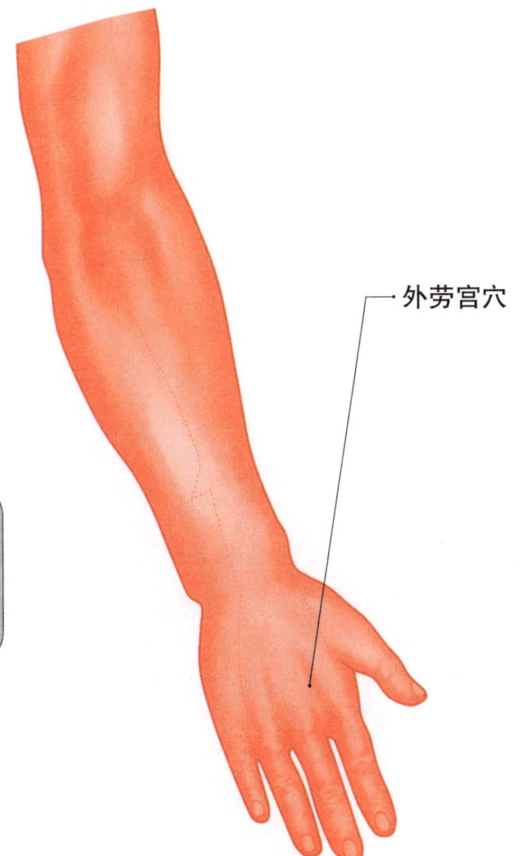

功用

按摩外劳宫穴可以进行有效的肾部保健。

按摩方法

用拇指或中指端揉外劳宫穴，揉50～100次即可。此外，还可以每晚临睡前仰卧于床上，将两手背紧靠腰部，一般一次坚持约8分钟，其热感就会逐渐传遍全身。

肾俞穴

位置：在第二腰椎棘突旁开1.5寸处。

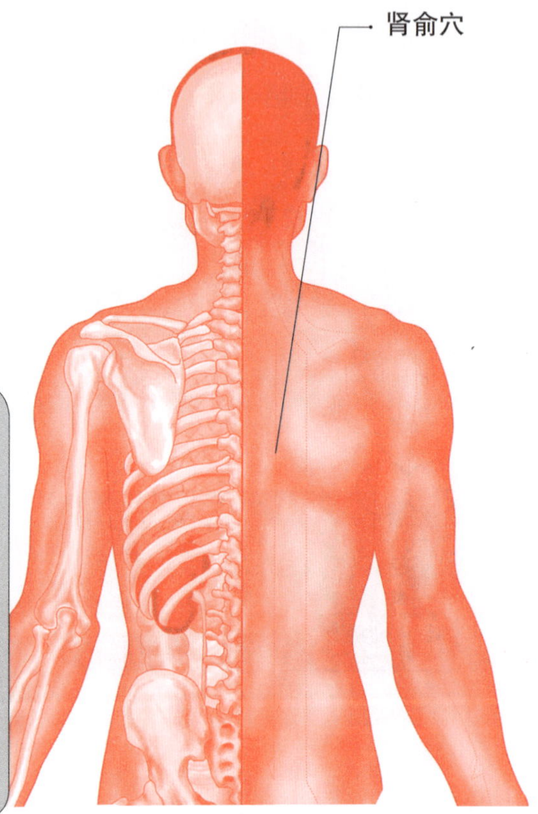

功用

主治腰痛、肾脏病、高血压、低血压、耳鸣、精力减退等疾病。按摩肾俞穴可降血压，坚持按摩、击打、照射肾俞穴，能增加肾脏的血流量，改善肾功能。

按摩方法

每日临睡前，坐于床边垂足解衣，闭气，舌抵上腭，目视头顶，两手摩擦双肾俞穴，每次10～15分钟。每日散步时，双手握空拳，边走边击打双肾俞穴，每次击打30～50次。或者双掌摩擦至热后，将掌心贴于肾俞穴，如此反复3～5分钟；或者直接用手指按揉肾俞穴，至出现酸胀感，腰部微微发热。

太溪穴

位置： 足内侧，内踝后方，当内踝尖与跟腱之间的中点凹陷处。

功用

清热生气，对肾病的治疗辅助效果显著，如失眠、月经不调、阳痿、遗精、尿频等。配合肾俞穴，可治疗肾胀。

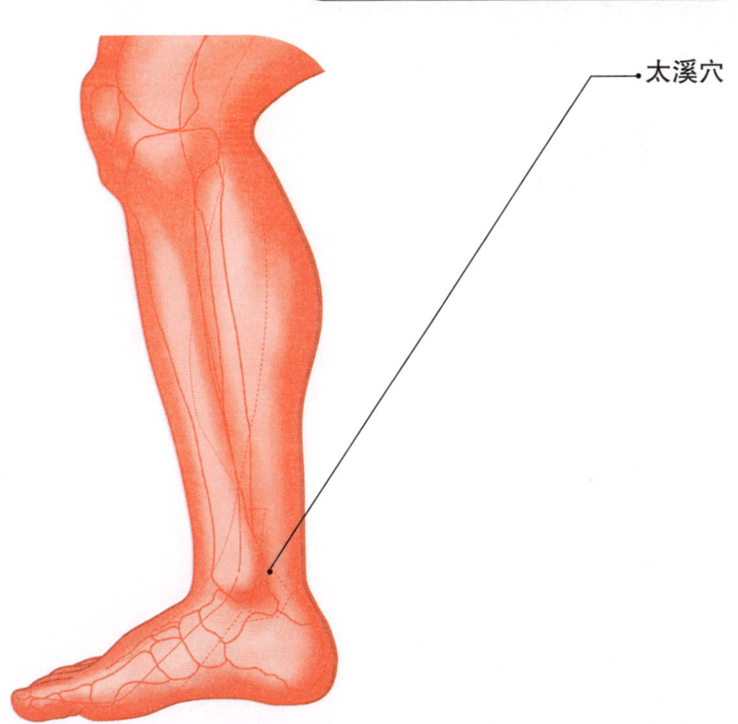

按摩方法

用左手拇指按压右踝太溪穴，左旋按压15次，右旋按压15次，然后用右手拇指按压左踝太溪穴，再左旋按压15次，右旋按压15次。

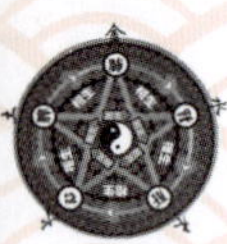

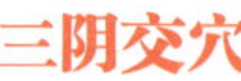

三阴交穴

位置：在内踝尖直上3寸，胫骨后缘靠近骨边凹陷处。

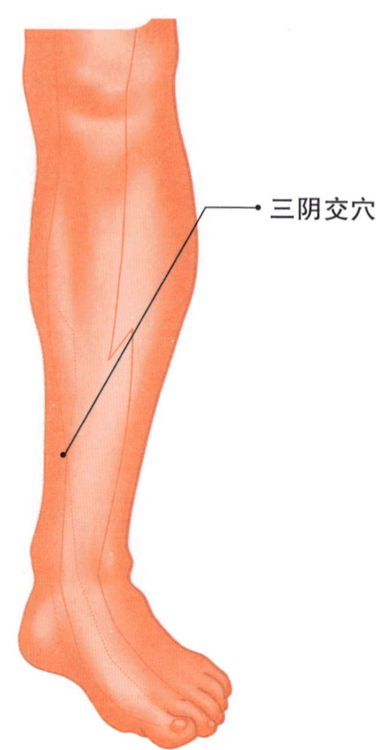

功用

经常按压三阴交穴，可保养子宫和卵巢，调理月经，改善性冷淡，对脾胃虚弱、腹胀腹泻、白带过多、小便不利等症状具有较好的调治功能。

按摩方法

取穴时，盘腿端坐，用左手的拇指按压右侧的三阴交穴，左旋按压20次，然后右旋按压20次；再用右手的拇指按压左侧的三阴交穴，同样是左旋按压20次，然后右旋按压20次。

关元穴

位置：在下腹部，前正中线上，脐下3寸。

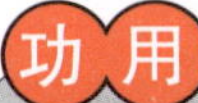

对元气虚损的病症，如身体无力、怕冷等症有较好的疗效；也可用于治疗遗精，早泄，月经不调，痛经，功能性子宫出血等症。

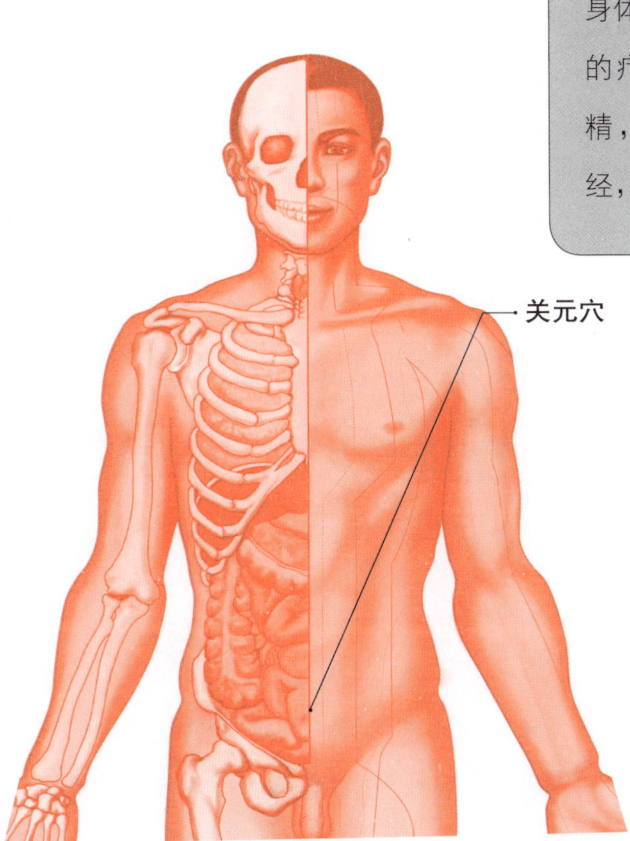

按摩方法

取穴时，采用仰卧的姿势。按摩时，以关元穴为圆心，左手和右手手掌分别朝逆时针和顺时针方向，按揉3～5分钟，随呼吸按压关元穴3分钟，以穴位有热感为宜。

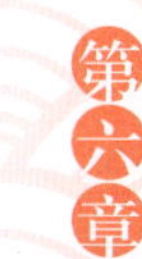

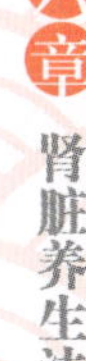

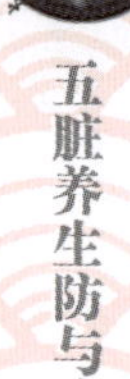

常见肾脏疾病及治疗方法

肾脏藏有先天之精，是人体生殖、生长之源，是生命活动之根本，故有“先天之本”之称。肾脏主藏精、主水、主生殖，一旦肾脏出现问题，将会引起连锁反应，不仅殃及自身健康，还会影响下一代的身体健康。

尿结石

成因分析

尿结石，又称“石淋”，是由于体内肾气不足，气血淤滞、下焦湿热，邪气凝结为沙石而成。其常见形成因素有饮水少、进食过多动物蛋白及糖类等。

对症施治

根除尿结石，关键在于“导”，即采用清热利湿、通淋排石的方法，将体内毒素正常排出，还要补益肾气，改善结石生长环境，既治标又治本。

日常保健

多喝水。这种方法只具有一时缓解作用和预防作用，如有尿结石，特别是重度尿结石，要及时就医，接受其他有效治疗。

食疗法

用金银花、车前草等冲茶饮用，多吃葡萄，多吃清淡易消化的食物，如土豆和蛋类等，少吃含氟的食物，如海鲜等。

按摩法

按摩昆仑穴。用力按压昆仑穴，以穴位有疼痛感为宜，持续10分钟左右，可以有效解除尿道紧张感，缓解疼痛，并对尿结石的发作有一定的抑制作用。

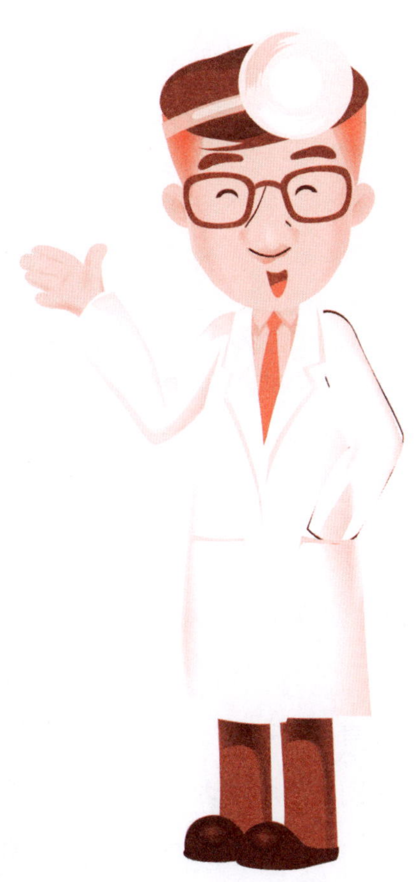

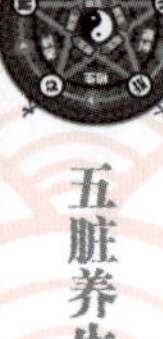

尿频

成因分析

根据中医理论，尿频是由于阴盛阳衰，脾虚气弱，血行淤滞，导致膀胱的气化功能失调，从而出现小便频急的现象。

除此之外，当一个人心理紧张，或者其周围的环境发生改变时，也会出现尿频的现象。

对症施治

治疗尿频，关键在于疏通气血，只有气血顺畅，膀胱的气化功能才能正常，尿频的现象才能得以缓解。另外，放松心情，保持良好心态，也对治疗尿频有帮助作用。

食疗法

将芡实和糯米按照1∶2的比例放入锅中熬粥，每天至少食用一次，最好是一天三次。长期服用，对尿频具有较好的疗效。

芡实：味甘性平，可补中益气、固肾涩精、益肾止渴、开胃进食、助气培元；

糯米：味甘性温，可补虚、补血。

日常保健

可通过全身运动调理。首先，身体站直，双手自然下垂，两脚分开，宽度为与肩齐；然后，双手同步前后甩动，同时，身体随双手前后摆动；当双手向后甩时，脚趾要用力抓地；当身体摆动时，人的重心也随之在脚底前后移动。通过全身有规律的运动，手脚的经脉都被调动起来，有助于气血在体内的运行，可以通经络平阴阳，最终缓解尿频症状。

骨质疏松

成因分析

根据中医理论，骨质疏松的主要原因是肾气不足。因为肾藏精，精生髓，髓生骨，所以当肾气不足时，肾精就会亏虚，从而使骨髓缺乏营养来源，骨骼失去营养，就会变得脆弱无力。

对症施治

一般人认为，治疗骨质疏松，就应该补钙。实际上，只关注补钙是不够的，还要看看补充的这些钙是否被人体所吸收。

日常保健

保持良好的生活习惯，多到户外活动，晒太阳，戒烟限酒。这是因为前者可以改善骨骼的血液环境，有利于体内钙质的补充和吸收。对于老人而言，运动一定要量力而行，最好是进行散步、打太极等活动量较小的运动。而烟、酒会损害肝肾，使肝肾对钙、磷和维生素D的吸收，容易造成骨质疏松。

食疗法

合理安排饮食。多食用牛奶等含钙、磷和维生素丰富的食品，注意补钙，饮食要保持清淡。

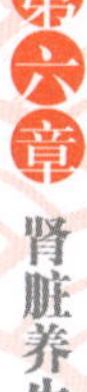

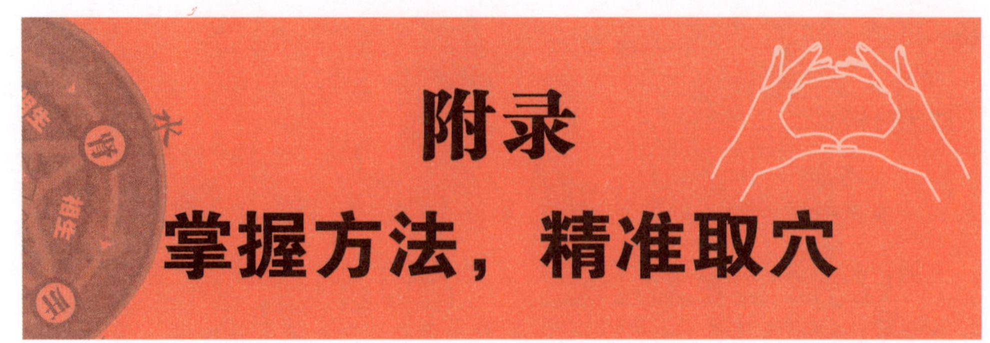

附录
掌握方法，精准取穴

中医中的“同身寸”，意思是尽管人与人的身体存在差异，但是还可以用自己身体的某一部分作为度量穴位的尺度，进行自我取穴。

1. 手指度量法

1寸

大拇指横宽，1.5~2厘米。

1.5寸

食指和中指2指指幅横宽，2~3厘米。

2寸

食指、中指和无名指3指指幅横宽，约6厘米。

3寸

食指到小指4指指幅横宽，约7厘米。

2. 身体度量法

5寸

约从肚脐到耻骨的距离。

6寸

约从心窝到肚脐的距离。

8寸

约为两乳头的间距。

除此之外，标志参照法和手找穴位法也是自我精准取穴的重要方法。

3. 标志参照法

固定标志

眉毛、脚踝、指或趾甲、乳头、肚脐等，都是常见判别穴位的标志。比如，印堂穴在双眉的正中央；膻中穴在左右乳头中间的凹陷处。

动作标志

采取一定的动作姿势才能找到穴位。比如，张口取耳屏前凹陷处即为听宫穴。

4. 手找穴位法

触摸法

以大拇指指腹或其他四指手掌触摸皮肤，如果感觉到皮肤有粗糙感，或是有尖刺般的疼痛感，或是有硬结，那可能就是穴位之所在。如此可以观察皮肤表面的反应。

抓捏法

以食指和大拇指轻捏感觉异常的皮肤部位，前后揉一揉，当揉到经穴部位时，会感觉特别疼痛，而且身体会自然地抽动，并想逃避。

按压法

用指腹轻压皮肤，画小圈揉揉看。对于在抓捏皮肤时感到疼痛以致想逃避的部位，再以按压法确认看。如果指头碰到有点状、条状的硬结就可确定是经穴的所在位置。